非常事態で問われる国家のあり方

新型コロナウイルスが世界を滅ぼす

古森義久
Yoshihisa Komori

ビジネス社

はじめに

この世界ではこんな大異変が起きうるのか。現実ではなく、悪夢ではないのか――。中国発の新型コロナウイルスが全世界で引き起こす大惨状をみて、信じられない思いに襲われるのは私だけではないだろう。

だが悪夢よりも、ひどい現実なのである。

目にみえない凶悪な巨大モンスターのようなコロナウイルスは、四月上旬のこの時点でも全世界で百三十四万人を超す感染者、七万五千人以上の死者を出した。被害を受けた感染の国や地域は二百を超える。

日本もアメリカも、その他の主要諸国も、機能がなかば麻痺してしまった。国家も国民もウイルスの大襲来に深く傷つき、倒れかねない危機となった。人類の歴史でも稀な重大危機なのである。

いまの世界では禁じられた生物兵器が万が一にも存在するならば、これほどの猛威を振るえる、ということなのか。そんな連想にまで襲われる悲惨な情況なのである。

私はこの恐ろしいウイルスが中国の武漢で集団感染を始め、中国全土に広がり、日本に侵入して、その邪悪な触手を超スピードで伸ばすプロセスを、まず東京で目撃し、体験した。

日本は、短期間とはいえ中国以外では世界最多の感染者を出す国となっていたのだ。

私はその後、まだ感染の圏外だったアメリカの首都ワシントンに移動した。すると、まもなくウイルスは超大国で燎原の火のように広がった。

あっというまに感染者が連日、十倍増もの超速度で増えて、四月には発生源の中国をはるかに超える三十数万人を記録した。ワシントンはゴーストタウンとなり、ニューヨークは地獄とも評された。私はその一端を東京と同じように目撃し、体験した。

アメリカでは、ドナルド・トランプ大統領が三月十三日に国家非常事態を宣言した。

日本では、安倍晋三首相が四月七日に緊急事態を宣言した。

その対処の内容はかなり異なるが、両国ともに国家首脳部が全力をあげて、悪魔のようなウイルスに襲われた犠牲者を守り、感染の拡大を防ぐことに必死となっている。

危機に瀕した国民の生命を守り、さらなる感染を阻むことは当然ながら国家の責務である。だがその責務は医療面だけの努力には終わらない。経済面での救済も欠かせない。

さらには自国の国民にこんなむごたらしい災禍がいったいなぜ、起きたのか。ふたたび

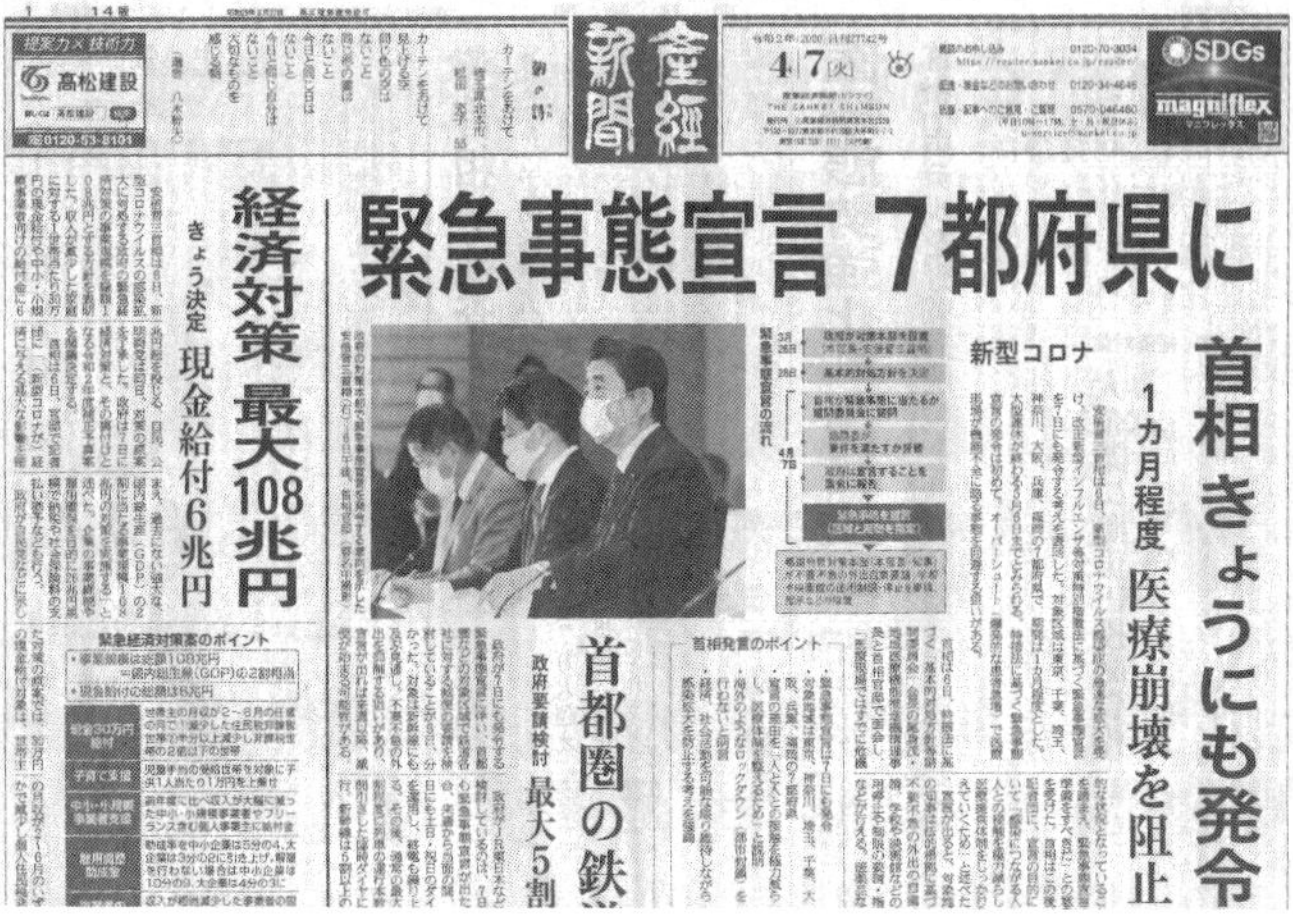
産經新聞

緊急事態宣言 7都府県に

首相きょうにも発令

1カ月程度 医療崩壊を阻止

新型コロナ

経済対策 最大108兆円

きょう決定 現金給付6兆円

首都圏の鉄

政府要請検討 最大5割

緊急事態宣言の発令を伝える2020年4月7日付の産経新聞

そのような災害を防ぐためにはどうすべきか。

こうした諸点を改めて解明し、過失を反省し、是正し、そんな災禍を起こさない国づくりに努めることも、国家の責務である。いや国民にとっても必須の課題だろう。

私は本書では、この国家や国民にとっての新型コロナウイルスの大感染が突きつけた責務や課題という点をとくに重視しながら、実際の感染の経緯を詳しく報告することに努めた。

当面はどの被害国の政府にとっても、感染の犠牲者の救済が最優先の急務である。だが自国の国家としての身の処し方、国民の生命の守り方、さらには対外政策のあり方までをも真剣に再考しての、この「新型コロナウイルス問題」との総合的な取り組みも同様に欠かすことはできない。主権国家としては避けられない自己修正の責務なのである。

このコロナウイルスの世界への拡散は天災ではない。まちがいなく人災である。日本にとって、そもそも自国の内部にはまったく存在しなかった爆発的なウイルスは中国から入ってきたのだ。しかも実際の人間たちによって運ばれてきたのである。その意図はなかったとしても、人為の動きだった。

だからその侵入を防ぐ、あるいは抑える方法はあったのである。

人災としては中国政府の当初の隠蔽工作と他の諸国へのウイルス侵入許容という、少なくとも二つの人為の錯誤が浮かんでいる。

新型コロナウイルスは中華人民共和国湖北省の省都、武漢で発生した。武漢から中国の他の地域へ、そして諸外国へと伝播していった。

その初期に中国政府が感染の事実を隠し、虚偽の発表までしていたことが拡散を飛躍的に広める悪効果をもたらした。

さらに他の諸国でも、日本のように武漢からの感染者の入国があまりに明白だった時期でも、その阻止の措置をなにもとらなかった。

日本の安倍政権は、他の諸国が中国からの入国を全面禁止にした後でも多数の入国を許していた。

本書では、こうした諸点を日本とアメリカというまず二つの実例から論考した。さらにはイタリア、イラン、韓国の例をも報告し、新型コロナウイルス感染という大事件への国際的、かつ立体的な追跡を試みたつもりである。

なおそのための取材を一冊の本にまとめる作業では、ビジネス社の唐津隆社長の貴重なご支援を得たことに謝意を述べたい。

二〇二〇年四月

古森義久

第一章 すべては武漢から始まった

第二章 習近平の隠蔽

第三章　日本へのウイルス大襲撃

第四章 そして世界は大感染となった

第五章 ウイルス危機はなにを意味するのか

第一章

すべては武漢から始まった

なぜ中国ウイルスと呼称すべきなのか

すべては武漢で始まった。

武漢は中華人民共和国湖北省の省都である。

中国語の発音ではウーハン、英語の表記だとWuhanと記す中国の都市である。

全世界に広がり、多数の諸国とその国民を苦しめる中国発の新型コロナウイルス感染症は武漢市から始まったのだ。

このウイルス感染症のグローバルな広がりは、人類の近代の歴史でも珍しい画期的な事件となった。

そのすべてが最初に中国の武漢で始まったのである。この事実は一点の曇《くも》りもなく明確に認識しておかねばならない。

いまや二十一世紀の世界を根幹から変えることにもなりかねないこの感染症について、その起源に関する事実関係を正しく明記しておかなければ、そこから派生してくる複雑多岐な課題についても正しく理解できないこととなる。

だがウイルスがここまで広く拡散すると、その肝心の基本の事実がぼやけてきた観もあるのだ。

危険なウイルスが果たしてどの地で、どのように生まれ、どう広がったのか。ウイルス自体があまりに多くの国々へと広がったために、その起源が曖昧《あいまい》にさえなってきたのである。

元凶の中国が、まさにその曖昧にする工作をグローバル規模で進めるようになった。加、害、者、が、い、つ、の、ま、に、か、被、害、者、に、な、り、す、ま、す、というような感じなのだ。

中国政府はウイルス発生以来、三ヵ月余りとなった二〇二〇年三月のいまでは「必ずしも中国で発生したという証拠はない」とまで主張するようになった。

あるいは「武漢にきたアメリカ軍人たちがウイルスをひそかに持ちこんだのだ」とまで言明する中国政府高官も出てきた。

冗談ではない。

発生についての事実関係はあまりに明白なのである。

当の中国政府自体が何度も何度も中国の湖北省の省都、武漢市において今回のウイルスが発生したことを公表していたのである。

だがいまや中国政府の外務省報道官が公式の記者会見の場で、今回のウイルスの発生地はどこだか完全には確定できない、とまで語るようになった。

このあたりにも中国という、いまの世界での異形の大国の異様な特徴が表れているのである。

繰り返すが、いま日本を苦しめ、世界を悩ます新型コロナウイルスは中華人民共和国湖北省の武漢市で最初に発生したのである。

日本企業も進出していた大都市・武漢

では武漢とはどんな地なのか。

武漢は大都市である。この種の疫病の発生となると、未開発の地も想像されるが、武漢は中国全土でもきわめて文明の歴史の豊かな主要都市なのだ。

中国全体では辺境とされる地域を除けば、ちょうど中心部に所在する湖北省の省都が武漢市である。首都の北京からはまっすぐ南に千百キロほど、海岸部の上海からは西へ八百四十キロほどの内陸部に位置する。

武漢の人口は二〇一九年の時点で千百万人ほどだった。中国の主要都市のなかでは重慶の二千八百万人、上海の二千四百万人、北京の千八百万人などにくらべても、それほどは劣らない住民の多い都市なのだ。中国全体の各都市では人口に関して武漢は十数位となる。

ちなみに東京都の人口は千三百九十万人ほどである。武漢より三百万人ほどしか多くない。

武漢市を中心とする湖北省の人口は五千九百万人ほど、日本の総人口のおよそ半分である。

一方、面積でみると、湖北省が日本全体の半分ぐらい、武漢市だけの面積はちょうど北海道に匹敵する。つまり武漢は北海道ほどの広さの地域に東京都並みの人口が住んでいるということなのだ。やはり中国は面積も人口も巨大なのである。

武漢は地形的には巨大な川の長江と、その支流の漢江の合流地域に市街を広げる。大きな河川に接するためか武漢の市内には湖が多い。湖水が全市面積の四分の一ほどを占め、「百湖の市」とも呼ばれてきた。

武漢はまた古くからの工業都市、文教都市、交通の要衝《ようしょう》でもある。鉄道網や航空路の枢要のハブとなっている。

私も北京に駐在した二年間には武漢を経由して移動することが何回かあった。国内の航空路線や鉄道路線の主要な乗り換え拠点となっているのだ。

ちなみに日本との交通面でのつながりも強い。武漢にはウイルス騒動が起きるまでは成田空港や関西空港との間でノンストップ便が毎日複数、飛んでいた。日本からの飛行時間はわずか四時間に過ぎない。実際にはウイルスの大流行が明らかになった後でも、武漢と日本の直行の旅客機は頻繁に飛んでいたのである。

武漢市には日本企業の進出も多かった。まず自動車大手のホンダや日産がそれぞれ広大な工場を開き、操業していた。日系の半導体企業も活発だった。だから日本人の在住も多かった。

武漢は歴史的にも由緒のある都市である。

「武漢進出」日系企業 産業別拠点構成比

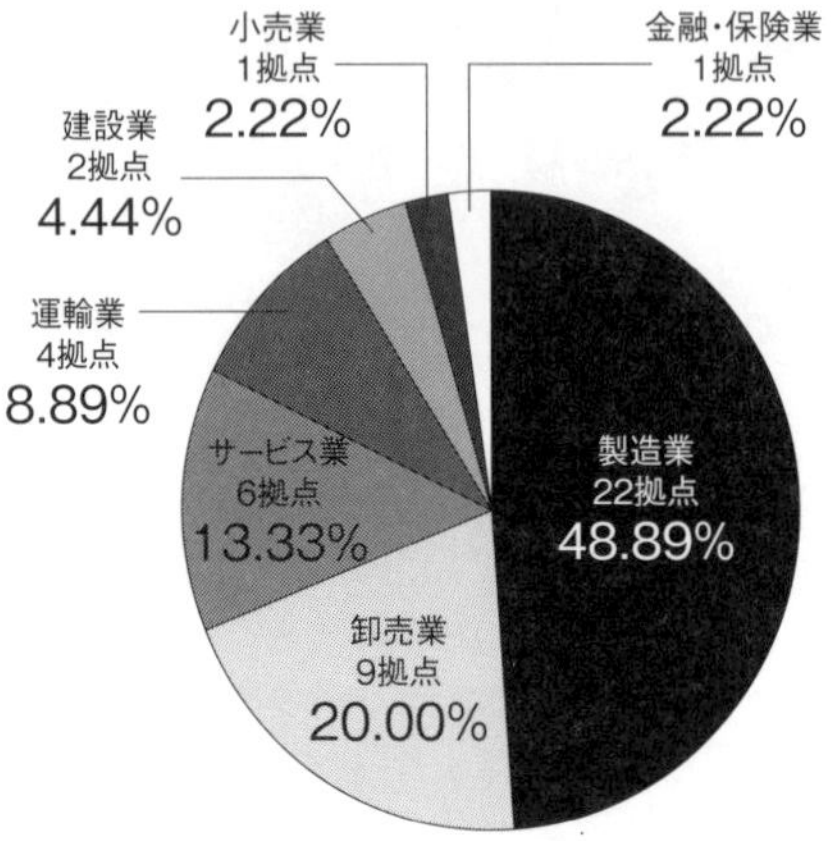

東京商工リサーチ調べ

なにしろ早くは西暦一〇〇〇年ごろの宋の時代から武昌という名前で武漢は地域の要衝となっていた。続く元、明、清という王朝の時代でも歴史の転換の重要舞台となってきた。

清朝の末期の一九一一年にはいまは武漢市内の一地区となった武昌で当初は武昌起義《ぶしょうきぎ》と呼ばれた辛亥《しんがい》革命が起きた。三百年にもわたった清朝を倒す革命だった。武漢は一時、新しい国民党政権の首都ともなった。日中戦争中にも国民党の蔣介石政権が武漢を臨時首都としたのである。だが武漢は一九三八年には日本軍に占領された。

国民党、共産党の両政権の内戦では、一九四九年五月に共産党の人民解放軍が武漢を制圧した。それ以来、中華人民共和国の支配下の枢要都市となってきたわけだ。

ただし文化大革命最中の一九六七年七月には、人民解放軍などを背景とした実権派と文革の担い手を自認していた造反派が武漢で武力衝突する大事件も起きた。毛沢東主席などの要人が泊まるホテルが一時は包囲されるという騒動だった。これは「武漢事件」と呼ばれた。

武漢で生まれた殺人コロナウイルス

そんな特徴のある武漢市で新型コロナウイルスが発生し、住民たちをつぎつぎに襲うという異常な事態が起きたのである。そしてそのウイルスはすぐに文字どおり、全世界に広がっていった。

しかもその広がり方や被害のもたらし方は、人類の歴史でも珍しいスピードやスケールとなっていったのである。

武漢での異変が探知されたスタートは二〇一九年十二月の始めとみてよいだろう。

二〇一九年十二月から新年元旦をはさんでの二〇二〇年一月後半までの二ヵ月ほどの間に武漢において、なにが起きたのか。

それは特定のウイルス感染症の武漢市での大流行から中国全土への広がりだった。そして一月後半以降は全世界への拡散だった。

その時系列的な事実関係は、いまでは確実となった。

現地の武漢の住民や医療関係者たちからの発信、武漢市当局者たちの言明、中国中央政府の発表や対応措置、さらには世界保健機関（WHO）の発表、アメリカ官民での情報公開など、広範な関係筋からの情報がこの前代未聞のウイルス拡散の爆発的なプロセスに光を当てることとなった。

その種の多様で大量な情報を取捨選択し、事態の進展を組み立ててみよう。

大筋の展開は次のようだった。

二〇一九年十二月一日、武漢市内でコロナウイルスの複数の感染患者が出たらしいことが現地の医療施設の第一線で報告された。肺炎に似た症状の感染者たちだった。

その後の同年十二月八日に現地としては、公式に新型コロナウイルスの感染者第一号が確認された。同時に武漢市内各病院で入院や治療を受けた同様の感染者たちが少しずつ増えていった。

ただしそのウイルスの正確な正体は、まったくナゾのままだった。

この時点で中国側の官営メディアの一部は「武漢で原因不明の肺炎患者を確認」とのニュースを小さく伝えた。だが詳しい報道はまったくなかった。武漢市内での同じような患者はその後も増加し続けた。

その第一号とされた患者やその後に同じ地域でクラスター（集団、塊）として確認された患者たちが武漢市衛生健康委員会により治療を受けたことが、同委員会から市内の一部の医療機関に報告された。十二月三十日だったという。

そのころから武漢市中心部にある華南海鮮市場というマーケットの周辺に感染者が多いことから、感染源は海鮮市場なのではないかという推測がインターネットで広がり始めた。

華南海鮮市場という名前は、いかにも「海鮮物」ばかりを売買しているマーケットを思わせる。だが実際にはヘビ、ウサギ、コウモリなどの陸棲の小動物も食用に売られていた。

この種の珍しい小動物を食べることは中国の伝統、あるいは文化ともされてきたのだ。とくに上層階級で珍動物を食用にすることが粋《いき》とも通《つう》ともされてきたのだという。

この点から今回の感染症に関連して、すぐに連想されたのは、二〇〇三年に大流行したSARS（重症急性呼吸器症候群）という感染症だった。

この病気は英語では「Severe acute respiratory syndrome」というのが正規の呼称で

ある。その頭文字をとってＳＡＲＳ〈サーズ〉となるわけだ。

ＳＡＲＳはコロナウイルスの一種、後に「ＳＡＲＳ-ＣｏＶ」と命名されたウイルスによって引き起こされる呼吸器疾患だった。世界保健機関も認知した命名や定義づけだった。

中国当局による隠蔽工作が始まった

ＳＡＲＳも中国で発生して、全世界へと広がった。二〇〇二年十一月に中国南部の広東省で初の感染者が確認された。その後、今回の新型コロナウイルスのように超スピードで広まって、香港からアジアの各地域やカナダなどにも拡散した。

ＳＡＲＳは合計三十七の国や地域で流行し、八千人以上が感染し、八百人ほどが死んだ。そして二〇〇三年七月に終息が宣言された。

このＳＡＲＳのウイルスが当初、中国の国内でのハクビシンという動物から人間に感染したとされたのだった。

ハクビシンとは中国に生息するジャコウネコ科の哺乳類の小動物である。「白鼻《ハクビ》」という名のとおり、額から鼻にかけて白い線があるのが特徴とされる。

中国の一部ではこのハクビシンを食べる習慣があった。広東省のＳＡＲＳもこの食用ハクビシンが人間への感染の媒介となったという情報が流れた。

同時にコウモリ、タヌキとかネズミがその媒体となったという説もあった。コロナウイルスを持った動物を人間が食べて、ウイルスを感染させられたとする説だった。

この動物媒体説、とくにハクビシン説は当時、広範に流布された。とはいえ、その科学的な確証は最後まで得られなかった。

しかしそれから十六年後の二〇一九年十二月になって、同じようなウイルスの拡散が、同じような中国の都市部から始まって、この食用動物媒体説がよみがえったわけだった。新しい舞台の武漢にはちょうど市場があり、その種の食用動物も売買されていたことがこの推測に拍車をかけた。

その結果、中国でも、外部社会でも、今回の新型コロナウイルスの発生源は武漢の華南海鮮市場での食用コウモリが媒体なのだという説がもっとも広範に流れていった。

まずは武漢市民の多くが感染源は、華南海鮮市場だという推測を盛んに語り始めていたのだ。

だが前回のハクビシン説よりももっと、このコウモリ説の根拠は薄弱のままだった。

武漢の感染者たちのなかでも、この市場にまったくかかわっていない人たちが多数いたのである。その一方、コウモリ説を証明する具体的な根拠は日時が過ぎても、提示されることがなかった。

武漢市では十二月下旬になると、医療関係者からも、一般市民からも「新しい感染病がものすごい勢いで流行し始めた」という話がしきりに語られるようになった。インターネットでの情報の拡散も多かった。

この時点では、この感染症が新型コロナウイルスによることがまだわからないままに症状だけをみて「新型肺炎」と呼ぶ情報も広まっていた。

十二月末には武漢市の公安当局は、その種の情報をインターネットに流した市民の摘発に乗り出してきた。当局による隠蔽《いんぺい》工作が始まったのだ。意図的、体系的な情報隠し、実態隠しである。

二〇二〇年の一月元旦、武漢市公安当局は「インターネット上に事実でない情報を公表あるいは転載した」として市民八人を処罰したと発表した。

その八人のほとんどは病院に勤める医療関係者だった。

《自分の周囲では原因不明の病気にかかった人が急増している》

《華南海鮮市場に近づくな》

これほど遠回しなメッセージを書いただけでもこの八人は警察に呼びつけられ、長時間の取り調べを受けた。そして八人は厳重の注意を受けたうえ、反省文を書かされたという。

警察側は八人を摘発したことを官営メディアに公表し、「デマを広めて秩序を乱す行為は許されない」との声明を発表した。

このことが武漢市民に「病気のことをインターネットに書くと犯罪者になる」という恐怖心を植えつけるとともに、感染症のものすごい広がりを印象づける結果になっていった。

だがなお武漢市当局は、新型コロナウイルスの感染拡大に医療面での対応措置を、まったくとらなかった。当局はそれどころか、真実を打ち消す措置を取り続けた。

一月五日、武漢市政府は「人から人への感染は確認していない」「医療関係者の感染は確認されていない」などとウソの発表をしたのである。

一月十四日、感染症を取材のために武漢市内に入ってきた複数の香港人記者が警察に一時拘束され、撮影した写真を強制的に没収された。

一月十七日の時点でも武漢市衛生健康委員会は「一月三日以降、新たな感染者は確認していない」という虚偽の発表をしていた。

そのころは現実には武漢市のほとんどの病院に患者が殺到し、長蛇の列が病院の外まで続き、廊下にも点滴を打つ患者があふれていたという。

それでもなお武漢の医師たちは、当局から「新型肺炎のことを話してはいけない」と厳しく注意されていた。当局は、このコロナウイルス感染症を「肺炎」と呼んでいたのだ。

武漢の医療機関では、患者に対しても「せき止め、解熱剤」程度の薬を出すにとどめることを当局から指示されていた。だから当然、感染症はさらに広がっていったわけだ。多くの患者は有効な早期治療を受けられなかったのである。

情報開示も警告もない共産党独裁政権

新たな伝染病がものすごい勢いで広がると、ふつうの国家や社会ならば、国内、国外の両方で、まずその情報をできるだけ速く、できるだけ広く流すことを最優先させるだろう。感染を抑えて、地域の人間やその社会活動への被害を最小限に抑えるためである。

情報の開示、警告の拡散が、いかなる対策でもまず第一歩となる。

ところが中国ではそうではないのである。共産党の独裁政権が国民の自由意思を無視してでも、その鉄壁の支配を保つことこそが優先される。社会の秩序を乱すことが勝手に許されてはならない、という理屈なのだ。

武漢コロナウイルス感染症のケースは、まさにそうだった。猛威をふるう感染症の存在がまず秘密にされてしまったのだ。その隠蔽工作が防疫対策を遅らせ、感染を果てしなく

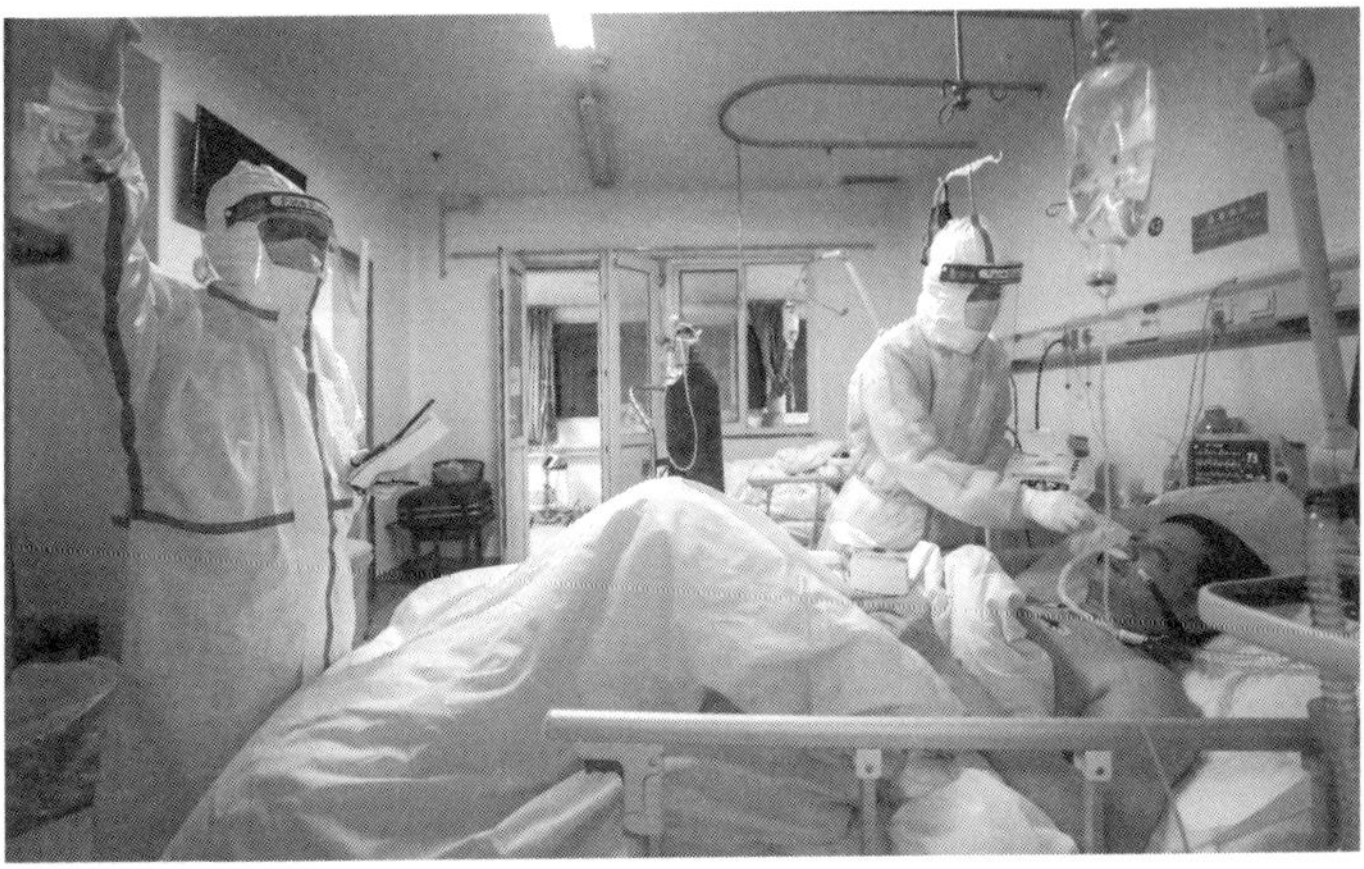

重篤な肺炎患者を治療する武漢の医療関係者

広げていくことになってしまった。

武漢での当初の隠蔽の理由は、ごく目先の政治事情のようにみえた。

感染症の猛威をすでに知る人たちの他者へのコミュニケーションを無理やりに押さえつける。とにかく沈黙を保たせる。表面の正常を装う。そんな目的のための緘口令《かんこうれい》は、共産党ならではの独裁政治現象だといえた。

当時の武漢では、ちょうど一月六日から十日まで市の人民代表大会が開かれる予定だった。武漢市の人民代表大会といえば、ふつうの国家なら市議会に相当する。

ただし中国の共産党独裁政権下では、市レベルでの代表の選出も一般の国家でのように国民、市民の自由選挙では決められない。共産党当局が指名や推薦をするのだ。

さらに武漢市では、一月十一日から十七日まで湖北省の人民代表大会が開かれる予定だった。この集いは武漢が省都となっている湖北省のこれまた形だけの議会である。ちなみに中央の北京では、三月上旬に全国人民代表大会（全人代）が開催される予定だった。結果として今年はまさにこのコロナウイルスのために延期となったが、一月の時点では当然、予定どおりの開催が見通されていた。

だから一月の時点では武漢市も、湖北省も、その全国での代表大会に備えて、地方での集会をきちんと終えねばならないのだった。

そもそも各地方で毎年一月に開かれる人民代表大会は、地元の共産党幹部にとって超重要な意味があった。

地方の大会では、地元の共産党執行部の一年間の実績や翌年の執政方針、予算などが審議される。その結果は各地方の指導者にとって、その後の自分の昇進などにかかわってくる死活的な意味があった。

だから武漢でもこの大会が開かれる前に、感染症が大流行したことが判明すれば、執行部の失点につながりかねない。だから、その感染自体を隠すことに必死となったわけである。もっとも、どうみても中央政府のまったく知らないままの隠蔽工作とはいえなかった。

結論として武漢市当局は、武漢市民の健康や生命よりも共産党体制の安泰や、その体制内での当事者たち自身の安定を優先させたこととなる。

そして武漢市当局が十二月末から一月はじめの時点でとった前向きな措置はただ一つ、華南海鮮市場を閉鎖することだけだった。

この武漢市のレベルでの感染症の隠蔽は、北京の中央政府の方針を反映した結果でもあった。共産党の一枚岩の組織においては、武漢市とか湖北省での重大な出来事を中央の了解なしに処理できないことは自明である。

この実態は、のちに武漢市長自身の言葉からも明らかにされた。

武漢市の感染症の爆発的な広がりが中国の中央政府によっても認知され、全世界での大ニュースになった直後の一月二十七日、武漢市の周先旺《しゅうせんおう》市長が中国国営中央テレビのインタビューで「感染状況の情報公開が遅れたのは、地方政府が情報を得ても中央からの権限が与えられなければ、発表はできなかったからだ」と語ったのである。

つまり情報公開の遅れは、中央政府からのその公開への了解を得ていなかったからだ、という意味だった。というよりも中央政府から、むしろ感染の実態を秘密にしておくことを命令されていたと表現するのが正確だろう。

結局は武漢での新型コロナウイルスの広がりの隠蔽は、中国共産党政権の最高指導部の方針だったことがいまでは明白となった。

ちなみにこの武漢市長はこの発言直後、みずから辞任を申し出たという情報が流れた。だがその後、市長の座にとどまったままのようだ。しかし同市長の直属の上司だった武漢市共産党委員会の書記と、さらには湖北省の党委員会書記は、まもなく解任されてしまった。

武漢市当局も寝耳に水だった大閉鎖

一方、一月九日には武漢での新型コロナウイルスによる初の死者が確認された。その後、中国の正月にあたる春節の一月二十五日に向けて、人の移動が激しくなり、感染者はさらに増えていった。一月中旬の時点では、非公式とはいえ武漢市だけでも一日百四十人の感染者が新たに報告されたともいう。

感染者は武漢や湖北省以外にも出始めた。首都の北京や商工業の盛んな深圳《しんせん》でも感染者が確認された。中国政府当局としても正面からの防疫対策が欠かせないという現実があまりにあらわとなってきたのだった。

中国政府は一月二十日の国務院の会議で正式に新型コロナウイルスの感染の拡大を認め、政府として正面からの防疫対策にあたることを決めた。

習近平国家主席も公式にこのウイルス感染の爆発的な拡大を内外に宣言して、その対策に着手したのだった。

この時点までの経過をふり返ってみると、昨年十二月一日から今年一月二十日まで、ちょうど五十一日間、中国政府の公式な対応という点では「空白の期間」となった。あるいは「隠蔽の期間」だったともいえよう。

だが、この時点までにすでに中国の国内だけでも感染者は合計六千人を超えたとされていた。

同じ一月二十日の時点で中国以外でもタイ、日本、韓国などでも感染者がすでに確認されていた。コロナウイルスは、その危険な触手を国際的な規模へと広げ始めたのだった。

その三日後の一月二十三日、習近平政権は大胆きわまる措置をとった。武漢市全体を隔離する措置だった。

同二十三日午前十時から武漢の市内と外部の間の人間や車、航空機などの動きをすべて遮断《しゃだん》したのだった。この時点でふだんより在住の人口が増えて千四百万人ほどにも達していた大都市全体を事実上、閉鎖したのである。

巨大な都市全体を隔離してしまう。共産党独裁政権でなければ、なかなか断行できない超強硬措置である。感染症の非常事態はそれほど切迫していた、ということだろう。

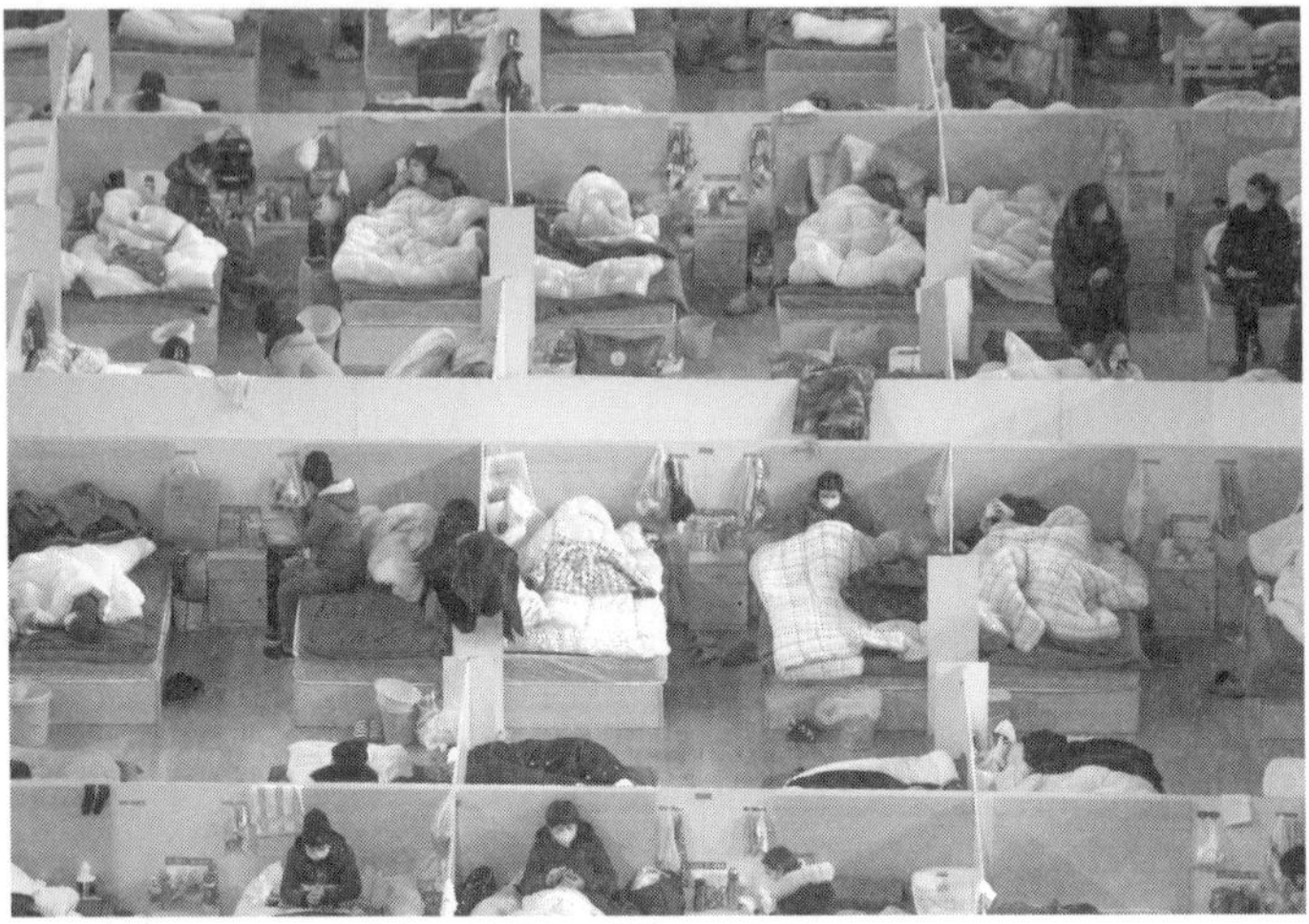

強制収容所のような体育館に避難する武漢市の市民

私のかつての産経新聞での同僚で中国事情に精通した矢板明夫記者の報告によると、武漢の閉鎖という、ものすごい措置の決定は共産党中央が突然に下し、地元の指導者たちも寝耳に水という状態だった。

事態が深刻になって政権の安定にかかわってくると、それまでの秘密主義や隠蔽工作から一転して強権を発動し、国民生活に強引に介入していく。というよりも国民生活をあっというまに激変させてしまう。市民の生活よりも党指導部の面子《メンツ》を重くみる方法なのだという。

しかもその武漢全域の閉鎖という情報が事前にもれて、広がった。閉鎖が実際に実行される一月二十三日午前十時の十数時間前に、その情報が市民側に伝わってしまったのだ。

矢板記者の報告によると、その結果、二十三日の未明から早朝にかけて多数の武漢市民が市外へと脱出する動きが起きた。無数の老若男女が鉄道の駅、空港、高速道路などに殺到し、大混乱が起きた。

矢板記者の知人の共産党幹部も家族とともに二十三日日未明に自動車で武漢を抜け出して、隣接する江西省の親戚の家に逃げたという。

その幹部はその後、インターネットで逃亡の様子を自慢げに公開していたが、各地で「逃亡武漢人」への批判が高まると、あわててそれを削除してしまった。

武漢市が周辺の地域から隔離され、市内にいる人間はだれひとり他の地域に行けないとなれば、しかもその隔離の期限がどれほど長くなるかもわからないとなれば、逃げ出したいと思う人たちが多数いても、ふしぎはないだろう。

五百万人がウイルスを拡散させたのか

しかしその脱出した人間の数が五百万というのは、ショッキングだった。のちに武漢市長が記者会見で明らかにした数字だった。二十三日午前十時の閉鎖までに、およそ五百万人もの男女が武漢を抜け出した、と武漢市長が公開の場で言明したのだった。

これほど多数の武漢住民の脱出、あるいは逃亡は春節という要素も大きかった。前述のように旧暦の正月を祝う中国では一月二十五日が新年の元旦に等しく、その前後には全国民が長い休暇をとって移動するのである。

都市から地方の実家に戻る里帰りも多い。ふだん会えない親戚や友人を訪ねる国内旅行も多い。同様に国内での家族の慰安旅行もごく一般的となる。

そして最近の中国の風潮では、この旧正月の休みに海外を旅する人たちも何十万、何百万という単位となっていた。武漢の市民たちの間でも当然、同じ傾向があった。

だから結果として、コロナウイルス感染の確率の高い武漢の人たちが隔離の直前にどっと洪水のように流出していったのである。

いまからみれば、この人たちこそが新型コロナウイルスをグローバルに感染させた最大の容疑者集団だった。

武漢市内でそれまで激しい勢いで広がっていたウイルス、それに対してなんの防疫措置もとられなかった異様な環境、その環境のなかで暮らしていた五百万の人々……感染の中国全土から他の諸国への爆発的な広がりは、ごく自然な成り行きとなったのである。

この武漢脱出の感染の疑いの濃い人たちがその後、日本や韓国や、あるいはヨーロッパの諸国にまで避難していったことが明らかとなった。

隔離された武漢市内では、閉鎖の前に物流面での準備はほとんどされていなかった。直後の数日間、武漢市全体の物資が足りなくなった。残った数百万の市民たちにとっては、スーパーに食べ物がなく、コンビニエンスストアも薬局もマスクが品切れとなった。

病院も医薬品不足が深刻となった。現地からの情報では病院の霊安室に遺体があふれ、収容しきれなくなると、毛布を掛けて待合室の脇に放置されるようにもなった。

病院で長時間待たされた末に、治療も受けられず、薬も投与されずという患者や、その家族が医師に暴行を加える映像がインターネットに投稿されることも頻繁となった。

完全に閉鎖された武漢市内からは、やがて悲鳴のような発信があいついだ。旧正月の元旦にあたる一月二十五日、つまり全市の閉鎖から丸二日後、武漢市民とみられる男性がユーチューブに動画を投稿した。

道路が封鎖され、物資も情報もない武漢市内の様子を「地獄のようだ」と描写して、窮状を訴えていた。

この男性は感染が拡大している原因は「政府が有効な対策をとらなかったためだ」と話し、「私のような二、三十代の人間はみな、今回の出来事で共産党による洗脳が解けた。中国政府の本質を知り尽くした」とも語っていた。そしてさらに訴えていた。

《しかし私たちの声は外には届かない。力もない。戦車や銃にも勝てない私たちは自分の声を上げることができない。この動画をみたすべての人よ、ぜひ私たちを助けてください》

同じ武漢市民だという女性の叫びも同様の動画で流されていた。

《お願いだから、下野してください。この腐敗政権はもういらない》

明らかに習近平国家主席に対して辞任を求める絶叫だった。

新型コロナウイルスの恐怖

さてここでこの感染症自体について、少し詳しく説明しておこう。おもに世界保健機関（WHO）の調査と発表がその根拠である。

この病気が特定のウイルスで生じ、そのウイルスが人間から人間に移されていくことは発生の早い段階で確認された。

感染した際の症状は、まず発熱、セキ、倦怠感、息切れ、痰《たん》、ノドの痛み、筋肉や関節の痛み、頭痛などである。

死に至る致死率は、高齢の八十歳以上では二二%とかなり高いが、全体としては当初は一〇%台、やがては一%以下となった。

しかし死亡の例が多くなくても、ふつうの人間が感染すれば、正常な社会活動はできなくなる。そしてなによりも、その病原のウイルスを他の人間に伝染させやすいことが限りなく危険なのである。

二月二十日までの感染者の平均年齢は五十一歳、全体のうち三十歳から六十九歳までが七八%を占めた。十八歳以下が二・四%と、若い世代や子供の感染者が少ないことも特徴の一つだとされた。

だが感染のスピードが速いことは恐怖である。感染の経路は飛沫《ひまつ》感染と濃厚接触がほとんどで、要するに感染者との接触が危険なのである。

中国の例だと感染の形態としては英語でクラスター(集団、塊)と呼ばれる多人数の同時感染が多く、ほとんどが家庭内での人間同士の直接の接触や排出飛沫という経路だったという。

飛沫感染とは感染者のくしゃみやセキ、つばなどの飛沫と一緒にウイルスが放出され、別の人がそのウイルスを口や鼻から吸い込むことによって感染する経路を指す。感染場所は学校や劇場、満員電車などの人が多く集まる場所である。

接触感染とは感染者がくしゃみやセキを手で押さえた後、その手で周りの物に触れてウイルスが付き、別の人がその物に触ってウイルスが手に付着し、その手で口や鼻を触って粘膜から感染する経路だという。おもな感染場所は電車やバスのつり革、ドアノブ、スイッチなどとされる。

潜伏期間はWHOの発表によれば、一～二日から五～六日、最長十四日程度とされ、感染の可能性のある人は二週間の隔離による健康状態の観察が求められている。

そしてなによりも現段階では、この新型コロナウイルス感染症に対して有効な治療方法がないのである。抗ウイルスのワクチンや薬剤の開発が緊急に求められているわけだ。

とにかくこの感染症を起こす新型コロナウイルスについては、なお不明点やナゾが多いのである。

コロナウイルスとはなにか

ではウイルスとは、なんなのか。さらにコロナウイルスとはなんなのか。このあたりで基本点に戻って、簡単な説明をしておこう。

ウイルスとは生物であって生物でない微小の粒子と呼ばれる。細菌よりもさらに小さい極微小の感染性の構造体とも特徴づけられる。

ウイルスが生物であって生物でないと評されるのは自己増殖をしないが、他の生き物の細胞内に入って増殖し、なお独自の遺伝子を持つからだという。

要するに細菌に近い機能を持ち、他の動物や人間の細胞内に入って増殖し、その宿主の機能を壊していくという恐ろしく危険な極微小の粒子なのだ。

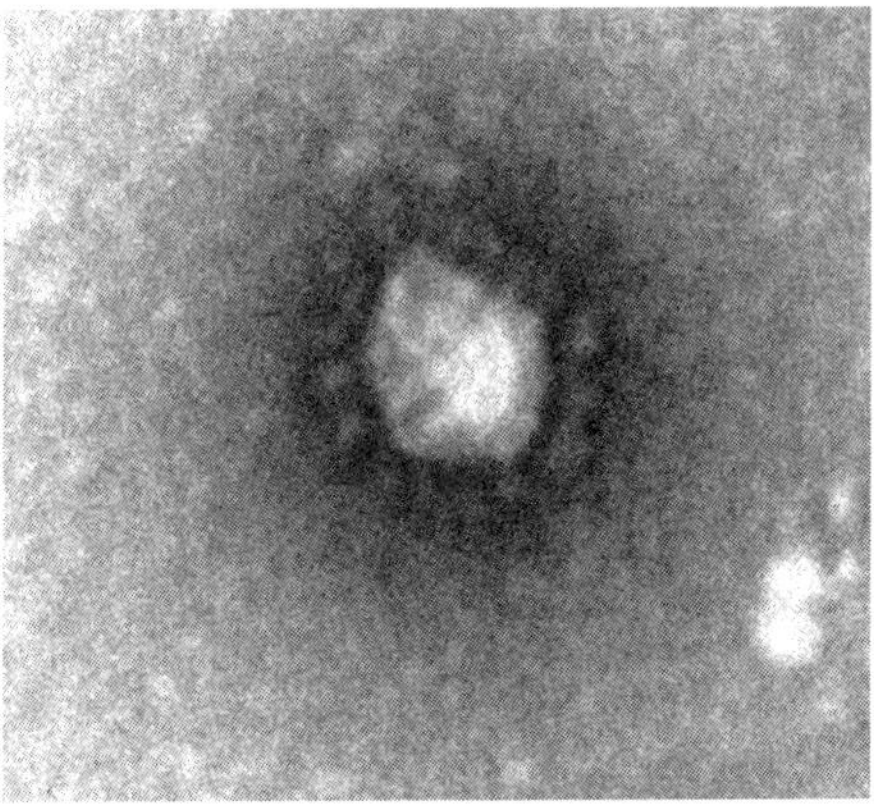
外側に環状のコロナがみえるコロナウイルス

ウイルスは、他の生物が持っているような生きるための独自のエネルギー代謝はしない。その代謝は侵入した相手の宿主の細胞に完全に依存する。宿主の中でのみ増殖が可能なのである。
侵入された宿主の生物は、自己の細胞内の異常な存在に対して正常とは異なる反応をして、病気になってしまうのだという。なんともいやらしく、憎むべき存在がウイルスだということである。
そのウイルスのなかでも今回の感染症を引き起こしたのは、新型のコロナウイルスと呼ばれる種類だとされる。

コロナウイルスはその外形がコロナ（王冠、光冠など光の輪）のようにみえるところから、そう命名された。電子顕微鏡で粒子の表面をみると、球状の突起物がきちんとした配列で並び、その外観は冠を思わせるのだという。

コロナウイルスの機能上の特徴は動物や人間に侵入し、症状を引き起こす点にある。

コロナウイルスでも家畜や野生の動物類に感染する種類は多数ある。だが人間に感染するのは、今回の武漢での新型が発見されるまでは六種類とされてきた。その代表的なのが前述のＳＡＲＳ（重症急性呼吸器症候群）だった。

すでに述べたように、これは二〇〇二年に中国の広東省で発生し、多くの国々へと広がったコロナウイルス感染症だった。

今回のコロナウイルスもこのＳＡＲＳに似ていたのである。ただし似ていても、あくまで別種のコロナウイルスだった。だからこそ「新型」と名づけられたのだ。

そしてこの新型コロナウイルスの正確な実体は、その対症法も含めて、まだまったくわかっていない。

ウイルス自体の輪郭はかなり特定ができても、そのウイルスがどう生まれ、どう感染し、増殖していくのかを推測はできても、医学的な判定となると、ＷＨＯの公式の発表でも不明とされている。

ＷＨＯの調査結果では、新型コロナウイルスについて「コウモリが宿主の可能性や中間宿主についてはいまのところ不明である」と記されたままなのだ。要するに、確実なことはなにもわからない、ということなのである。

中国側で当初、広まった「武漢華南海鮮市場説」も説得力はすっかり減ってしまった。感染者の間でも、この市場とはなんのかかわりもなかった人たちがあまりに多く出てきたのだ。

真の発生源はどこなのか

ではこの新型コロナウイルスの真の発生源はどこなのだろうか。

興味あることに、この新型コロナウイルスがじつは武漢市にある中国の国立の病毒研究機関かもしれない可能性が出てきた。この情報は、アメリカ側で感染拡大のきわめて早い段階から報じられるようになった。

ただし、この情報に絶対に確実だという証拠はない。同様に海鮮市場説にもなんの証拠も出ていないのである。

だから研究機関説も否定はできず、その後、中国側からも当局以外からはその説を肯定する見解の発表が続いていることは注視すべきである。

武漢に危険なウイルスを扱う国立の研究施設が存在することは、知る人ぞ知るの事実だった。しかもその研究施設は、このウイルスの発生地になったとされる華南海鮮市場に近いのである。

この研究施設は危険性の高い病原菌を扱い、中国人民解放軍の細菌兵器開発にもかかわるという疑惑も伝えられている。

この可能性に確証はないが、もし事実だった場合、今回のウイルスの広まりの意味が大きく異なり、中国の国家としてのあり方が根幹から問われることともなるだろう。

この可能性は、アメリカの戦略動向や米中関係の軍事動向に詳しいベテラン・ジャーナリストのビル・ガーツ記者により米紙ワシントン・タイムズ一月二十四日付で大きく報道された。

ガーツ記者はアメリカ政府の情報収集機関のCIA（中央情報局）、NSA（国家安全保障局）や安全保障中枢のNSC（国家安全保障会議）などの動きに精通する専門記者である。

この報道記事は「ウイルスに襲われた武漢には中国の生物戦争計画にかかわる二つの実験所がある」という見出しだった。

武漢市内で発生したコロナウイルス感染症が、じつは同市内に存在する「武漢国家生物

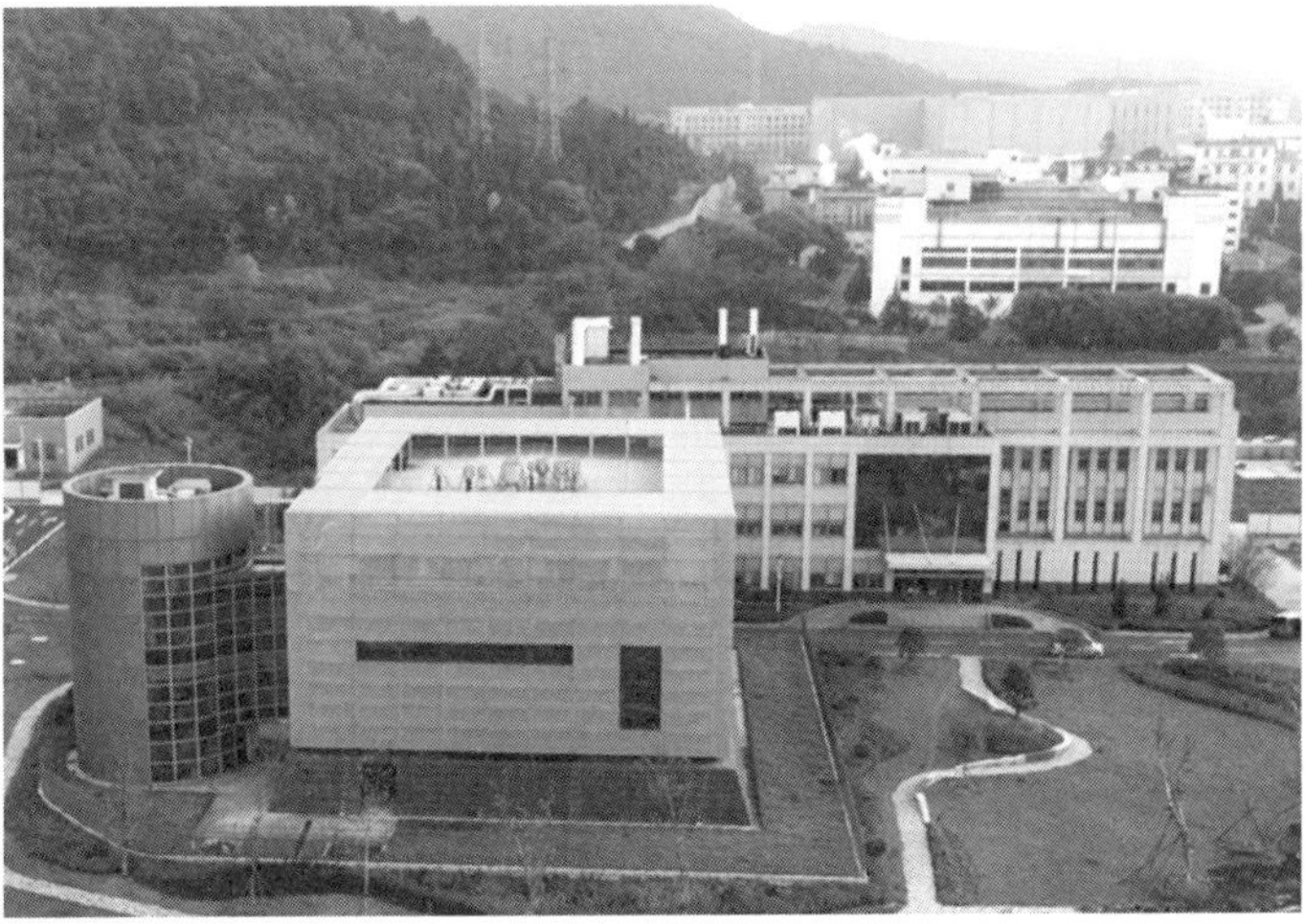

武漢国家生物実験室があるといわれている建物

安全実験室」からもれたウイルスが原因である可能性がある、と述べていたのだった。

同実験室は二〇一五年に建設が開始され、二〇一七年に完成した毒性の強いウイルスの研究機関だった。その機関はエボラ出血熱やニパウイルス感染症などのウイルスの研究にあたってきたというのである。

同記事によると、同実験室は武漢市内でも中国当局の一部が今回の新型コロナウイルスを最初に発見したとする海鮮市場から三十キロほどの距離にあるということだった。

ガーツ記者はこの記事のなかで中国の生物（細菌）兵器に詳しいイスラエル軍事情報機関の専門家ダニー・ショハム氏から取材した結果として次の諸点をあげていた。

《「武漢国家生物安全実験室」は中国人民解放軍の生物戦争のための兵器開発に関与していた》
《同実験室は今回のコロナウイルスの研究にもかかわっていた可能性が高い》
《同コロナウイルスが人間への接触で同実験室から外部に流出した可能性がある》

武漢生物製品研究所の可能性

さらにガーツ記者の同記事によると、ショハム氏は武漢市内には同じく危険性の強いウイルスの研究や実験をする「武漢生物製品研究所」という施設があることを指摘していた。同研究所が今回のコロナウイルスの出所となった可能性もあるというのだった。

この研究所は、前述の二〇〇二年から翌年にかけて中国の広東省から世界の多数の国々に広まったSARS（重症急性呼吸器症候群）のウイルスの研究にも従事したという。

同記事によると、今回のコロナウイルスの広がりにかかわりを持つ可能性のある武漢国家生物安全実験室と武漢生物製品研究所はともに「中国科学院武漢病毒研究所」の傘下にある。

同記事は、この情報源のショハム氏も「今回のウイルスがこれら実験室や研究所から流出したという証拠はない」として、このかかわりがあくまで推測であると述べていた。しかしそのかかわりを明確に否定できる証拠もないというのだった。

なお中国政府は生物（細菌）兵器の製造や備蓄はないと述べているが、アメリカの国務省による世界各国の大量破壊兵器（核・化学・生物の各兵器）の実態調査では、中国は生物兵器保有国とみなされている。

二〇一九年十二月から表面化した新型コロナウイルスによる感染症は、ちょうど二ヵ月後の二〇二〇年二月冒頭までに感染者が一万七千人、うち死者は三百六十人をいずれも超えていた。その後の感染と被害の爆発的な拡大は周知のとおりである。

この展開のなかで、もっとも重要なのは発生源がどこかの確定である。だが繰り返すように、その点はまだ不明とされたままである。

だがこのアメリカ側での報道のように、その発生が中国の国家機関での実験などが原因だった場合には、当然ながら前述のように中国という国家のあり方が正面から問われることとなるだろう。

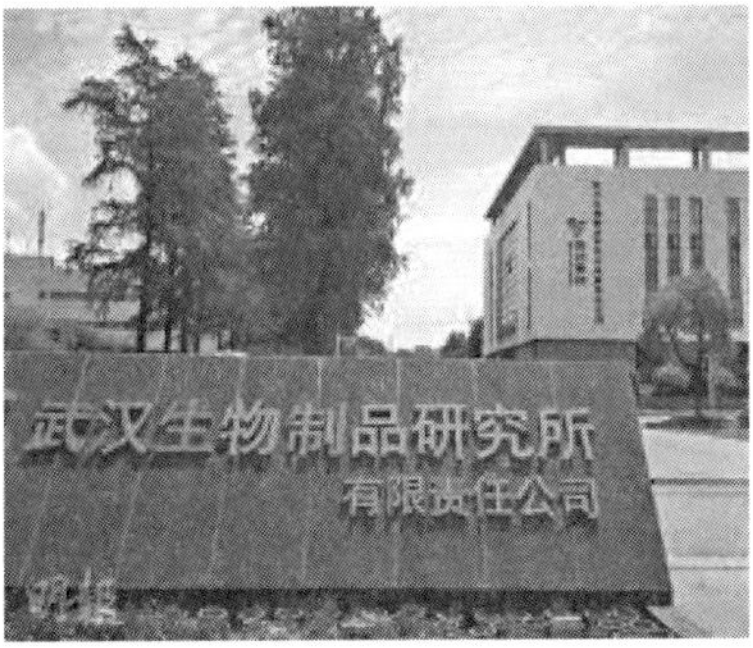

武漢生物製品研究所の建物の入り口

なお日本ではこの報道を掲載したメディアのワシントン・タイムズがかつて韓国の統一教会の資金で運営されてきたことを指摘して、「だから、その紙面に載る記事はみな信頼性がないのだ」と断じる向きもあった。

しかし現実にはこの新聞は資金の提供と編集の独立性を明確に分離して、なおかつアメリカの首都では民主党リベラル系のワシントン・ポストに対抗して、共和党保守系の新聞として独自性を発揮してきた。そこに載る記事の情報がまちがいだらけ、などという記録はまったくない。トランプ政権からも信頼の厚い新聞なのだ。

なおかつビル・ガーツ記者の国家安全保障や軍事戦略についての専門の報道や論評は長年、党派を超えて重視されてきた。

だからこの情報自体を頭からフェイクニュースなどとして切り捨てることも、アメリカの現実をみていない偏見といえそうだ。

アメリカで広まる「実験室発生源」の情報

まったく同じ情報はその後、別のアメリカの専門家からも明らかにされた。

アメリカのベテラン中国研究学者が武漢市の新型コロナウイルスは同市内にある国立の

ウイルス研究機関から流出した疑いが濃いという趣旨の論文を二月下旬、アメリカの別の新聞に発表したのである。

ガーツ記者の記事が出てから、ちょうど一ヵ月ほどが過ぎた時点だった。

中国政府はこの説を否定しているが、発生源についての具体的な情報を明らかにしてもいない。

一九七〇年代から中国に頻繁に滞在して、各地方の人口動態や社会状況を研究してきたアメリカ人学者のスティーブン・モシャー氏は、ニューヨークの有力新聞「ニューヨーク・ポスト」二月二十二日付に「異様拡散したコロナウイルスは中国のウイルス実験所から流出した公算が強い」と題する寄稿論文を発表した。

モシャー氏は、この論文で新型コロナウイルスは武漢市内にある国立のウイルス研究実験機関の「国立生物安全実験室」（中国語での正式名称は中国科学院武漢国家生物安全実験室）から流出された確率が高い、と強調していた。

国立生物安全実験室は、同じ武漢市内にある中国科学院武漢ウイルス研究所（中国の公式名称は中国科学院武漢病毒研究所）の付属機関である。ウイルスでも、もっとも危険度の高いレベル4を扱う研究施設とされている。

前述のガーツ記者の指摘した、まさに同じ研究機関だった。

新型コロナウイルスの流出や拡散についてモシャー氏は、実験室での研究員が意図せずに衣服などにつけて外部へ流出したか、あるいはウイルス感染の動物を外部に出した可能性をあげていた。

同氏は、この実験室からの流出説の根拠として以下の諸点をあげていた。

《中国政府の科学技術省が二月中旬に「新型コロナウイルスのような高度のウイルスを扱う微生物実験室の生物安全保障の強化に関する指令」を出した。これほど高度のウイルスを扱う研究機関は中国全土でもきわめて少なく、武漢の生物安全実験室はその一つである》

《人民解放軍の高度ウイルス使用の生物戦争の最高権威で細菌学者の陳薇少将が一月に武漢へ派遣された。陳少将は軍内部でこれまでＳＡＲＳ（重症急性呼吸器症候群）やエボラ熱、炭素病はじめコロナウイルスの研究をしており、武漢の生物安全実験室との関係が深い》

《中国当局は武漢の海鮮物市場からコロナウイルスが発生したという説を流しているが、当初の感染者たちはいずれも同市場に足を踏み入れたことがなかった。同市場で売買されたコウモリが発生源という説もあるが、この市場では当時、コウモリは売られていなかった》

《センザンコウと呼ばれるアリクイが発生源ともいわれたが、当時の同市場ではセンザンコウも取引されていなかった。ヘビが感染媒体だという説も流れたが、ヘビは一般にコロ

ナウイルスに感染することがない》
《残された可能性としてはこのコロナウイルスが生物安全実験室から流出した確率が高くなる。研究者が意図せずに衣服などにウイルスをつけて外部に出たか、あるいはウイルスに感染した実験動物を実験室内で処理せず、故意、あるいは不作為に外部に出した可能性も考えられる。またある種の動物は民間で高く売買されることがある》

中国からも発表された研究機関流出説

以上のようなモシャー氏の主張は、ガーツ記者が報じたイスラエルのショハム氏の指摘よりさらに具体的かつ詳細だった。ただしその主張にも決定的な証拠はない。

なお中国側でも今回のコロナウイルスの発生源は、じつは武漢の中国の研究機関だとする説が発表されていた。

中国の国立大学の華南理工大学の有名教授、肖波濤氏が二月六日、科学者向けグローバル情報共有プラットフォーム「リサーチゲート」に「新型コロナウイルスの可能な起源」と題する英文論文を発表した。

その論文で肖教授は武漢のウイルスの発生源は海鮮市場ではなく、政府系のウイルス研究機関二ヵ所のうちのいずれかから流出した可能性が高いという認識を明記していた。

この二ヵ所の研究機関とは、まさに前述のモシャー氏らがあげた中国科学院武漢病毒研究所の傘下の施設だった。

肖教授は生物工学の専門で、アメリカのハーバード大学での研修経験のある中堅の著名な学者だという。しかしこの論文はまもなくサイトから削除され、肖教授自身も行方不明になったという。

さらに二月二十六日、武漢市の共産党委員会と市政府は、中国最大のミニブログ「新浪微博（ウェイボー）」に新型コロナウイルス対策本部医療チームの見解として、二〇一九年十二月八日に発病した第一号患者（すでに回復し退院）の市内在住の陳氏について、調査の結果、過去に一度も武漢華南海鮮市場を訪れたことはなく、海鮮市場が発生源ではない、とする結論を発表した。

だがこの発表文もまもなく削除されていた。

このようにいま世界を揺るがす新型コロナウイルスの発生源をめぐっては、ミステリーのままなのである。

第二章

習近平の隠蔽

このパンデミックは人災である

コロナウイルスの大感染という人類の史上でも珍しい大事件には、きわめて特異な政治的特徴があった。特定の政治の思想、イデオロギー、そして国家観や世界観が結果としてグローバルな大感染を広め、速めるという特徴だった。

その意味で新型コロナウイルスの全世界へのむごたらしい被害は、人災でもあった。中国の習近平政権が当初の長い期間、この感染症の広がりをひたすら隠し続けたからである。特異な政治的理由からだった。

ふつうの国家なら、そんな危険な感染症が発見されれば、関係当局は瞬時にその情報を開示する。スピーディーな対応策をとるためだ。

しかし中国では習近平政権の指示により、その逆の措置がとられた。感染症の存在を隠したのである。隠すどころか、その情報を流そうとする人物たちを捕らえ、罰してしまった。その間、防疫の措置はとられなかった。だからウイルスはどんどんと広がっていった。いまや世界を揺るがすウイルス拡散には、こんな異様な要因があったのである。この点への認識はコロナウイルス大感染の多様な意味を考えるうえで、欠かせない基本である。

私はいまの時点、つまり三月下旬にアメリカの首都ワシントンに滞在していて、取材をしている。アメリカはいまや国家非常事態を宣言して、コロナウイルス感染の防止に全力を投入するようになった。

　政府の対策の責任者のドナルド・トランプ大統領とマイク・ペンス副大統領は連日連夜、ウイルス対応にあたり、その過程をホワイトハウスで記者会見して国民に知らせる。

　この時点では恐るべきウイルスの広がりをとにかく抑え、国民の命を救うことに官民の努力が注入されている。

　こんな異常事態はなぜ起きたのか、だれの責任なのか、という議論は政権レベルでは表面には出てこない。当面は二の次ということなのだろう。とにかく医療面、人道面でのベストの対策をとることが至上命題なのだといえよう。

　だがトランプ大統領は、三月十六日午後のホワイトハウスでの記者会見でこんな発言をした。

「とにかくこの事態はだれの罪でもないのだから――、いやもっともウイルス発生の起源にまでさかのぼれば、話は別かもしれないが――」

　つい、ちらりと本音が出たのだといえよう。

「ウイルスの起源」というのは、いうまでもなく中国であり、中国政府の隠蔽工作のことである。いまは「だれの罪」でもない、とはいうが、「起源」に戻れば別の話だ、というのである。その「起源」には「罪」があるという示唆《しさ》である。

本音を率直に、ときには率直すぎる表現で語るトランプ大統領にしては、抑制された言葉だった。アメリカ合衆国の命運がかかるとさえいえる国家非常事態だからこそ、大統領としては、いまはだれかの罪を問うているときではない、という自制からだろう。だがそれでも「ウイルスの起源」という言葉がつい出てしまったのだ。

アメリカでは中国責任論が広範

アメリカ側では官民を問わず、このウイルス感染への中国政府、そして習近平国家主席のとった措置こそ、最大の元凶なのだとする認識が広範なのである。

その一例をあげよう。

大統領府の国家安全保障会議のトップであるロバート・オブライエン補佐官の三月十一日の発言だった。

三月十一日といえば、トランプ大統領が国家非常事態宣言を出す、つい二日前だった。

大統領の安保政策の形成や実施で最側近となる国家安全保障担当の大統領補佐官であるオブライエン氏はその日、トランプ政権に近い保守系のシンクタンク「ヘリテージ財団」

で講演して、中国政府のコロナウイルスへの対応を激しく非難したのだった。

その発言の骨子は以下のようだった。

《中国政府のコロナウイルス感染の拡大への対応は、カバーアップ（隠蔽）だった。そのために国際社会は適切な対応をするうえで二ヵ月間もの遅れをとることとなった》

《武漢のコロナウイルスの爆発的な感染拡大は隠蔽されてしまった。現地の医師たちが沈黙を強いられたり、拘束されてしまい、ウイルスについての情報が外部に出ないようにされたことを伝える発信が中国の国民多数から流された》

《もし中国政府が当初から協力的であれば、ＷＨＯ（世界保健機関）やＣＤＣ（アメリカ疾患管理予防センター）の専門チームが武漢で現地調査をして、中国や世界でいま起きている感染拡大を劇的に減らすことができただろう》

《トランプ大統領が一月末に中国からのアメリカへの外国人入国を止めたことは勇気ある決断だった。その結果、アメリカはウイルスの感染の拡散を防ぐうえで六週間から八週間の準備期間を得ることができた》

オブライエン補佐官のこうした言葉は、中国に対する全面的な責任の追及だった。非難であり、糾弾だった。

安全保障に関してトランプ大統領のもっとも近いところで連日、機能している同補佐官の公開の場での発言は、大統領自身の思考の反映だといえよう。

ただし同大統領自身は習近平国家主席に対して「私のよい友人だ」などとも述べている。だが一見、褒め言葉にも響くこんな表現はほんの外交辞令であり、本音はオブライエン補佐官の発言に集約されているといえよう。

トランプ政権が発表した国家非常事態の宣言の際には、ペンス副大統領がこの危険な感染症ウイルスがそもそも中国で発生したことを改めて繰り返していた。

ペンス副大統領は、政権全体としてのコロナウイルス対策本部の本部長に任命されていた。

そしてホワイトハウスでの三月十三日の非常事態宣言の発表の際には、トランプ大統領の脇に立って、中国での感染者が全世界にそのウイルスをばらまいているのだという基本認識と、その展開に対する怒りともいえる言明を繰り返していたのだ。

トランプ大統領の同じく至近距離に位置するマイク・ポンペオ国務長官も、三月上旬に「この事態はあくまで武漢コロナウイルスが引き起こしたのであり、中国の手法はアメリカ側の透明性、開放性、情報共有による対処とは異なっている」と厳しく習近平政権の措置を非難していた。

中国の隠蔽工作こそが今日の各国の苦悩を生んだのだとする中国非難の姿勢を明確にしたわけだ。オブライエン補佐官の前述の発言と一致しており、トランプ政権全体の中国の責任糾弾の構えを反映していたといえる。

トランプ政権の高官たちの歩調を合わせたこの種の言明は、アメリカの政府や議会がコロナウイルス感染の拡大に対して中国政府の当初の隠蔽工作を批判し、その種の情報隠しを生む中国共産党の独裁体制への糾弾を続けていくことの表れなのである。

トランプ政権のこの姿勢は、安倍政権のそれとはまったく異なっている。その相違が日米関係に大きな摩擦などを起こさないように祈りたいところである。

民主党リベラル派も中国非難

アメリカでは習近平政権を非難する意見はますます広範となった。トランプ政権に限らず、民間の専門家たちからも同様の、いや、もっと激しい糾弾の声があがった。

政治的に共和党保守派のトランプ政権と他の政策ではほとんどすべて主張を異にする民主党リベラル派からも、今回のウイルス感染の情報を隠し続けた中国政府への厳しい批判がぶつけられたのである。しかも感染が広まった早い段階からの批判だった。

「中国の新型ウイルスの爆発的な拡散は習近平体制の独裁過剰が原因だ」――

こんな厳しい非難がアメリカの著名な中国専門家の言論人により表明された。ニューヨーク・タイムズの一月二十九日付に載ったコラム記事だった。

この記事は「コロナウイルスが広がり、全世界が中国の独裁体制への代償を払う」という見出しだった。

さらに同記事には「習近平は自分自身の強力な支配を感染症の阻止ではなく、情報の統制のために使った」という脇見出しがついていた。新型コロナウイルスのグローバル規模の拡散が習近平体制の独裁体制と深く関連しているという指摘を明確にしていたのである。

この記事の筆者はニューヨーク・タイムズのベテラン記者で外交コラムニストのニコラス・クリストフ氏だった。中国駐在特派員を長年務め、東京支局長だった経歴もある。同氏には中国に関する著書も多く、全米でも著名な中国問題専門家として広く知られる。

周知のようにニューヨーク・タイムズはトランプ大統領の政敵である。トランプ政権の政策にはほぼすべて猛反対する。

そんな政治的立場の新聞で長年、働くクリストフ記者も民主党系リベラル派である。ところがこと中国への認識となると、トランプ政権とまったく同じとさえいえる強硬な非難を表明するわけだ。

こんな現象は最近の中国の無法な対外行動への糾弾に加えて、とくに習近平国家主席の独裁強化が中国国民をも大きく傷つけているとする批判が、アメリカでは保守、リベラルを問わず定着したことの例証でもあった。そこにきて今回のウイルス感染での習近平政権による非人道的な情報隠蔽が起きたのだ。

いまのアメリカでは国内での政治的立場の相違にかかわらず、中国政府を非難するというコンセンサスが形成されたといえるのである。

クリストフ記者の習近平批判

このクリストフ記者の記事は、まず新型ウイルスが急激に拡散したのは習近平独裁体制の下で、この感染症についての情報を冒頭から徹底して隠したため予防対策に致命的な欠陥を招いたことが原因だとしていた。

そして以下のような詳細の記述があった。

《武漢市で最初のコロナウイルス感染者がその症状を明確に診断されたのは、二〇一九年十二月一日ごろだった。同十二月下旬には武漢の医療関係者の間では、コロナウイルスに対する警戒が確実に認識されていた。中国当局がその感染への徹底した対策をとるべきだ

ったのは、まさにこの時期だった》
《だが習近平体制下での当局は逆にその警告を発する側に懲罰を加え、情報を隠蔽した。コロナウイルスの危険をネットで報じた医師は共産党組織により摘発され、「まちがい」を悔いることを強制された。ウイルスの広がりを指摘した他の第一線の医師ら八人も「虚偽のうわさの拡散」という嫌疑で警察に摘発され、訓戒を受けた》
《中国政府がWHOに自国内のコロナウイルスの拡散を正式に通告したのは同年十二月三十一日だった。だが中国内部ではこの情報は隠され、中国政府は対外的にその感染が武漢市内だけに抑えられたという虚偽の報告をしていた。その間、中国内ではこのウイルスは外国人しかかからない「愛国ウイルス」だなどという無責任なウワサが広がっていた》
《中国政府は二〇二〇年一月二十三日に武漢市の「封鎖」を公式に宣言した。武漢市長は「ウイルスについて語ることは一月下旬まで許されなかった」と後で述べた。だがそれまでに武漢市内からは感染者も含む合計五百万人もの市民がすでに中国各地、世界各地へと移動してしまった》
《この感染者の最初の発見から公表までの二ヵ月ほどの期間は、感染自体が中央政府の指示で秘密にされたため、ウイルス対策に必要な各医療施設での検査、予防、治療などに必要な医薬品、器具、医療要員などが致命的に不足する結果となった》

クリストフ記者は以上の趣旨を伝えたうえで、この種の秘密主義の対応は習近平体制独特の独裁支配が主因だとして、以下の骨子を総括のようにして書いていた。

《今回の情報隠蔽の理由の一つは習近平主席が近年、公共に必要な情報の開示に役立つジャーナリズム、ソシアルメディア、非政府団体（NGO）、法律家集団という存在を体系的に抑圧し、その情報開示への機能を奪ってしまったことにある。これらの組織は以前から抑圧されてはいたが、その度合いが習近平政権下では画期的にひどくなった》

つまりは習近平主席の弾圧がコロナウイルスの広がりを加速させ、予防や治療を遅らせた、というのである。

コロナウイルスの広がりはアメリカでも、日本でも、当面は医学的な見地からの対応が最優先されるべきことは言を俟《ま》たない。さらにその経済的な被害への救済も重要である。

だがその背後では中国の共産党独裁支配、とくに習近平政権下での中国の近年の歴史でも異例なほど苛酷な言論や報道の抑圧の実態が厳存した、という事実をも直視しなければならない。その実態こそがいまや全世界規模となったコロナウイルス感染の加速要因なのだ、というのがアメリカ側のコンセンサスに近い反応なのである。

アメリカは国際規範無視を許さない

アメリカが中国を視る目は、いまなぜこれほど厳しいのか。

もちろん今回のウイルス拡散で習近平政権がとった非人道的な措置だけでも、アメリカの強烈な反発にあうのは自然だといえよう。独裁政権の弾圧的な措置への激しい反発は民主主義や自由、人権の尊重を国是に掲げるアメリカにとっては自明だとさえいえる。

しかしそれ以上に最近のアメリカには中国を政治、軍事、経済、人権など幅の広い領域にわたって批判する傾向が強くなっていたのだ。トランプ政権の対中不関与政策、対中抑止政策はその反映だった。

アメリカ側の対中態度が険しくなるのは、米中両国間の覇権争いという要因もあるが、それ以上に近年の中国政権の国際規範無視の言動が大きな原因となってきた。とくに習近平政権の国内での人権弾圧、国外での威嚇外交はアメリカ側の各界に非難を生んでいた。

コロナウイルスの災禍がアメリカ側にも伝わってきた二〇二〇年一月前後、ワシントンでは中国政府の人権弾圧に関して新たな報告書がつぎつぎと公表された。習近平主席へのアメリカ側の険しい見方を、さらにもっと険悪にするような内容の三件の報告書だった。

そのいずれもが中国の習近平国家主席を苛酷な人権弾圧の最終責任者として厳しく糾弾

していた。習氏をいまの世界でも最悪の人権抑圧者として特徴づけての非難だった。

それらの内容を紹介しておこう。

コロナウイルスを契機に険悪化する米中関係のそのまた背後に存在する、そもそもの関係悪化の原因なのである。

《二〇一九年の中国では習近平国家主席の直接の指令の下に自由を求める市民、民主主義の活動家、宗教信仰者、少数民族などへの組織的な弾圧がかつてない苛酷さで実行された》

以上のような総括を明記したのは二〇二〇年一月上旬に公表された「中国に関する議会・政府委員会」の二〇一九年度年次報告書だった。

この委員会はアメリカの議会と政府とが合同で中国の人権や社会の状況を恒常的に調査して報告し、立法府、行政府の両方に政策勧告をする機関である。その設置は法律で定められ、もう二十年ほども活発に機能してきた。

この報告書では「二〇一九年の中国の人権状況は前年より大幅に悪化した」とも総括して、その原因として「習近平氏の個人の独裁体制強化への強力なインプットの増大」を指摘していた。

中国の人権弾圧についての第二の報告書はワシントンに本部をおく半官半民の人権団体

「フリーダム・ハウス」から一月十五日に発表された。

同報告書は「北京政府のグローバルなメガホン」と題され、中国政府の人権弾圧を詳しく伝えていた。同時に習近平政権が外部に対して弾圧の実態を隠し、中国への非難を抑える国際的なプロパガンダの実情を詳述していた。

「フリーダム・ハウス」は自由と民主主義の拡大を唱える人権団体で、アメリカの政府からの資金をも得て、民間を主体に運営されている。

この報告書では中国の香港、ウイグル、チベットなどでの人権抑圧を取り上げ、習政権の隠蔽工作や中国を批判する側を悪役に仕立てる官営メディアのキャンペーンの実態を伝えていた。

中国政府は、国営の新華社通信や中国グローバル・テレビジョンネットワーク（CGTN）、英文新聞のチャイナ・ウォッチを利用して習近平礼賛のプロパガンダを世界に拡大してきたというのだ。

同報告書は「習政権になって人権弾圧の隠蔽などのための対外政治宣伝は劇的に広まった」として、習主席の「政治プロパガンダの触手は全世界の読者、視聴者に到達せねばならない」という言葉を強調していた。

第三の報告書はワシントンでの活動が顕著な人権擁護の国際組織「人権ウオッチ」によ

って一月中旬に公表された。

この組織は国際的に知名度が高く、グローバルな規模で活動している。

同報告書は中国での人権弾圧に焦点を絞っていた。

《習近平独裁の下に中国共産党は近年、政治的な批判勢力の粉砕や学術、宗教、一般社会の支配を強化し、国外でも中国系住民の動員や諸外国の政治家やメディアへの浸透工作を画期的に強めてきた》

中国の最高指導者の悪行を糾弾する

「人権ウオッチ」の同報告書の総括も以上のように、とくに「習近平独裁」という点を強調していた。

「人権ウオッチ」のケネス・ロス代表は一月中旬に香港へ入境しようとして拒否された。その直後に記者会見して、「いまの習近平政権ほど国際的な人権の規準や制度を徹底して破壊しようとする政府は近年、存在しなかった」と言明した。

以上のように三組織からのそれぞれの報告書は中国の人権弾圧の悪化を伝え、その総責任者としての習近平主席の役割を非難していたのである。

トランプ政権も中国共産党政権の組織的な人権弾圧への非難を強め、人権問題を対中政策の主要部分にはっきりと組みこむようになっていたのだ。

中国政府による香港やウイグルでの弾圧の責任者に個別の懲罰を科すというトランプ政権の新施策がその典型である。その「責任者」にはやがては習近平主席までが含まれてくることにもなりうる。

マイク・ポンペオ国務長官による最近の中国共産党の独裁的なイデオロギーの非難や台湾の民主主義への礼賛も、同様にトランプ政権全体の中国人権弾圧提起の政策を象徴していた。

アメリカ政府や国際機関のこうした中国の人権弾圧非難の特徴は、悪の元凶を習近平主席に絞る点である。

先に引用した「中国に関する議会・政府委員会」の報告の総括がその代表例だった。

このようにアメリカ政府だけでなく国際的組織の間でも習近平主席自身、あるいは習近平政権による人権弾圧に対する非難が強まってきていたのだ。

民主主義陣営の、いわば全世界が習近平という中国の最高指導者の悪行を糾弾する流れが顕著となってきたわけである。

そんな国際潮流のなかで今回のコロナウイルス事件が起きたのだった。しかもその悪性ウイルスの拡散を知りながら、その防疫対策をあえてなにもとらなかった責任は明らかに習近平主席自身にある、ということなのである。

李医師の孤軍奮闘と悲痛な最期

その習近平政権の無法な情報隠しの犠牲になった武漢の青年医師の悲しい物語が中国の国内でも、また国際的にも広く語られるようになった。彼は中国の国内ではヒーローのように尊敬されるようにもなった。

李文亮《りぶんりょう》、三十四歳、武漢市中心医院の眼科医だった。

李医師は自分の病院で働くうちに、異様な患者があいついでいることに気づいた。原因不明の呼吸器障害だった。みな同じような感染症状だった。肺炎にも似ていた。その患者の数がどんどん増えていった。

そのうち李医師は患者の症状には、以前に流行したＳＡＲＳ（重症急性呼吸器症候群）に似た諸点があることに気づいた。スピード伝染の感染症であることが明白だった。

李医師は十二月三十日の夕方、インターネットの「微信」（ウィーチャット）にメッセージを載せた。

《武漢市内の華南海鮮市場のあたりで最近、七人ほどがＳＡＲＳに似た感染症にかかり、近くの病院の救急科に隔離されている》

医師としての単なる善意からの警告だった。メッセージには関連の写真もついていた。この警告をみた一人が写真から李医師の名前や所属を探索して、具体的に投稿してしまった。その結果、李医師は職場や警察から取り調べを受けることになってしまった。彼は感染症の拡散を防ぐため友人たちへの忠告のつもりの投稿だったと述べたという。

武漢市衛生健康委員会は「医療のいかなる機関も個人も、許可を得ず、みだりに治療情報を外部に発信してはならない」という指令を出した。

李医師はすぐに所属の病院の監察科による事情聴取を受け、一月三日には警察に呼ばれて、〝違法問題〟に対する訓戒書に署名をした。ネット上のその発信が違法とみなされたのである。

その一方、李医師は香港の独立系メディア「財新」のインタビューを受けて、全国的に注目されるようになった。

李医師はその質問に答えて、「人々が公共の衛生状況に対して心配することは理解できる。健全な社会に必要なのはさまざまな声であり、情報だ」とも述べた。

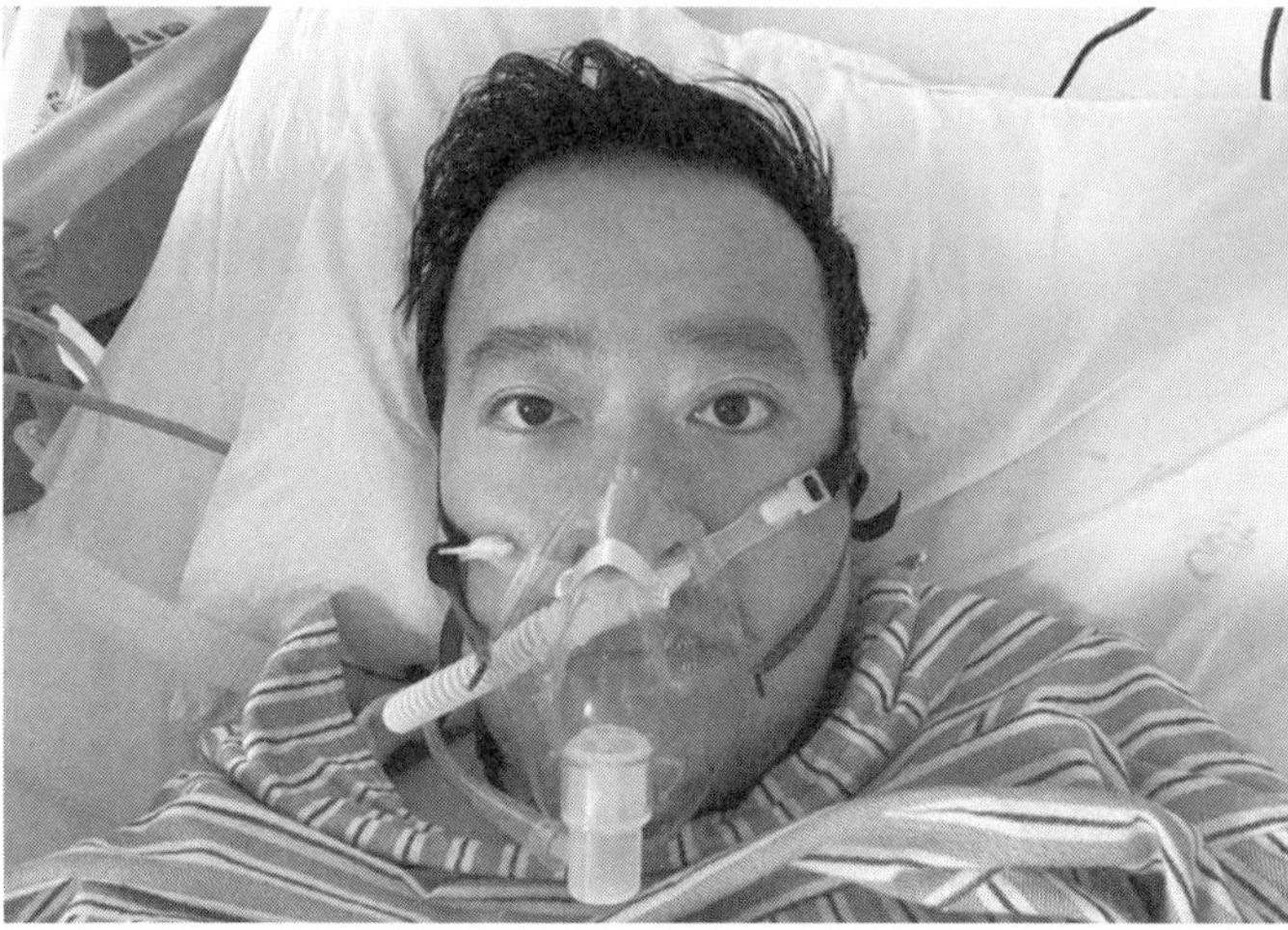

治療を受けながらも情報発信を続けた李文亮医師

解釈の仕方によっては政権への批判とも受けとれる言葉だった。そのインタビューの結果、彼の名前や言動は全国に知れわたり、賞賛の的となったという。

だが当局側は李医師の言動を政権批判とも受けとって、危険なデマを流布した人物として追及した。

そしてまもなく李文亮医師は肺炎のような症状を示し、検査を受けて、二月一日には新型コロナウイルスの陽性という結果が出た。その後、病院に入院して治療を受けたが、二月七日未明、死亡した。コロナウイルス感染症の患者から伝染した結果の不幸だった。

三十四歳の医師の死は、中国の多数の国民たちに同情と政権への憤りを生んだのである。そこで改めて明らかにされたのは、中国共産党政権の非道な情報弾圧、人権弾圧の苛酷さだった。

ただしこの李医師については後日談がある。中国の中央政府がそれまでの態度を逆転させ、同医師をほめたたえたのだった。

李医師の死から一ヵ月半も経った三月十九日、中国政府の国家監察委員会は同医師について武漢市の警察や衛生委員会の処罰はまちがいだったとする声明を発表した。

この声明は李医師が武漢でコロナウイルス感染の拡大に警鐘を発したことは「思いやりのあらわれであり、医師としての責務だった」と賞賛していた。

やはり李医師の人道的な言動が中国の内外で広範に礼賛され、武漢市当局の同医師への懲罰的な措置への非難が高まったことに押されての「訂正」だったといえよう。

李医師の文字どおり命をかけた第一線の医師としての勇気ある言動は、中国共産党政権も当初の措置を逆転させて、賞賛せねばならないほど大きなインパクトがあったわけである。

中国の片棒を担ぐ世界保健機関の奇妙な言動

中国の習近平政権がコロナウイルス感染症への適切な対応を怠るプロセスではWHO（世界保健機関）が奇妙な役割を果たした。まるで中国の手先のように動いたのだった。

世界保健機関は国連の専門機関である。その任務は名称どおり、世界の人間の健康を良好に保つことへの寄与である。疫病への対処も当然、重要な任務の一環となる。いまでは全世界で合計百九十以上の国や地域が加盟している。

中国も主要な加盟国であり、新型コロナウイルスの広がりをWHOに届け出た。WHOはそれを受けて、一月二十二、三の両日、ジュネーブの本部で緊急委員会を開いた。

ところが奇妙なことに、この時点で武漢のウイルスの爆発的な拡散が明白だったのにもかかわらず、しかも中国政府は明らかに対処が遅れていたにもかかわらず、WHOのテドロス・アダノム事務局長は「公衆の保健上の緊急事態には当たらない」と宣言したのだった。

しかも同事務局長は「中国政府は十分に適切な対策をとっている」とまで述べたのだった。

習近平政権が武漢市の全体を閉鎖するという切迫した異例の措置をとっているその最中

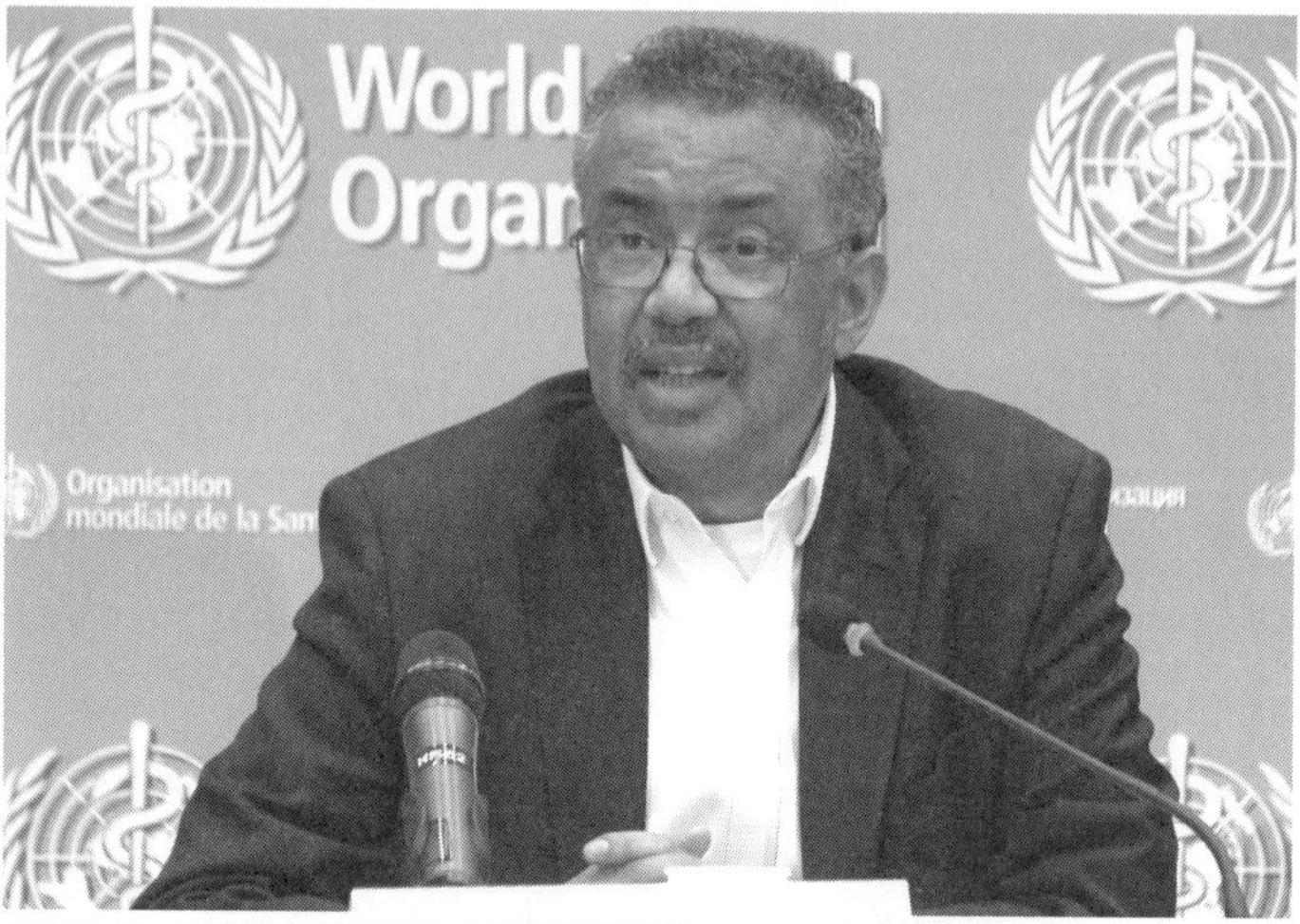

見当ちがいの言動を繰り返した世界保健機関のテドロス事務局長

に、テドロス事務局長は「新しい感染症の発生を抑える中国の能力を信頼している」とか「中国への渡航や貿易を制限する理由はない」とまで述べていた。いまからみればまったくの見当ちがいの言明だった。

テドロス事務局長は一月末に北京を訪問し、二十八日には習近平主席と会談した。コロナウイルス蔓延の武漢に足を向けることもなかった。首都の北京に滞在したままで、「中国人民はこの感染症との闘いに必ず勝利できるだろう」と述べたのだ。

ＷＨＯはさらに台湾問題でも中国の意のまま、人道主義に背を向ける態度をとった。

台湾は中国政府の「一つの中国」原則を振りかざした威嚇によって、ＷＨＯには加盟できていない。だが今回のコロナウイルスの感染者は出ていた。

であるのにWHOはコロナウイルス対策を講じる緊急会議に感染者を出した台湾の代表だけは入れなかったのだ。そのうえに台湾の発表した感染者の数を中国の感染者のなかに含めて発表したのである。さすがにこの不正カウントだけは、台湾政府の抗議を受けて訂正した。

こうしたWHOの態度は、要するに中国政府の意志のままに動き、語るというパターンだった。テドロス事務局長がその先頭に立って北京政府に迎合したのだった。

その背後には、テドロス氏の出身国のエチオピアが長年にわたり中国の経済支援を膨大な規模で受けてきた事実があった。エチオピアはアフリカでも最大の親中国家、中国への依存度の高い国なのである。

エチオピアは中国の野心的なインフラ建設プロジェクトの「一帯一路」の主要加盟国でもある。中国から長年、巨額の融資や援助を受けてきた。

エチオピア国内の鉄道や高速道路、港湾、空港など、みな中国からの借り入れ資金、贈与資金で建設してきた。いまその借金部分にあたる対中債務の累積がエチオピアのGDP（国内総生産）の六割にも達したというのだ。

そしてテドロス氏はそのエチオピアの外務大臣や保健大臣を務め、中国との直接の折衝

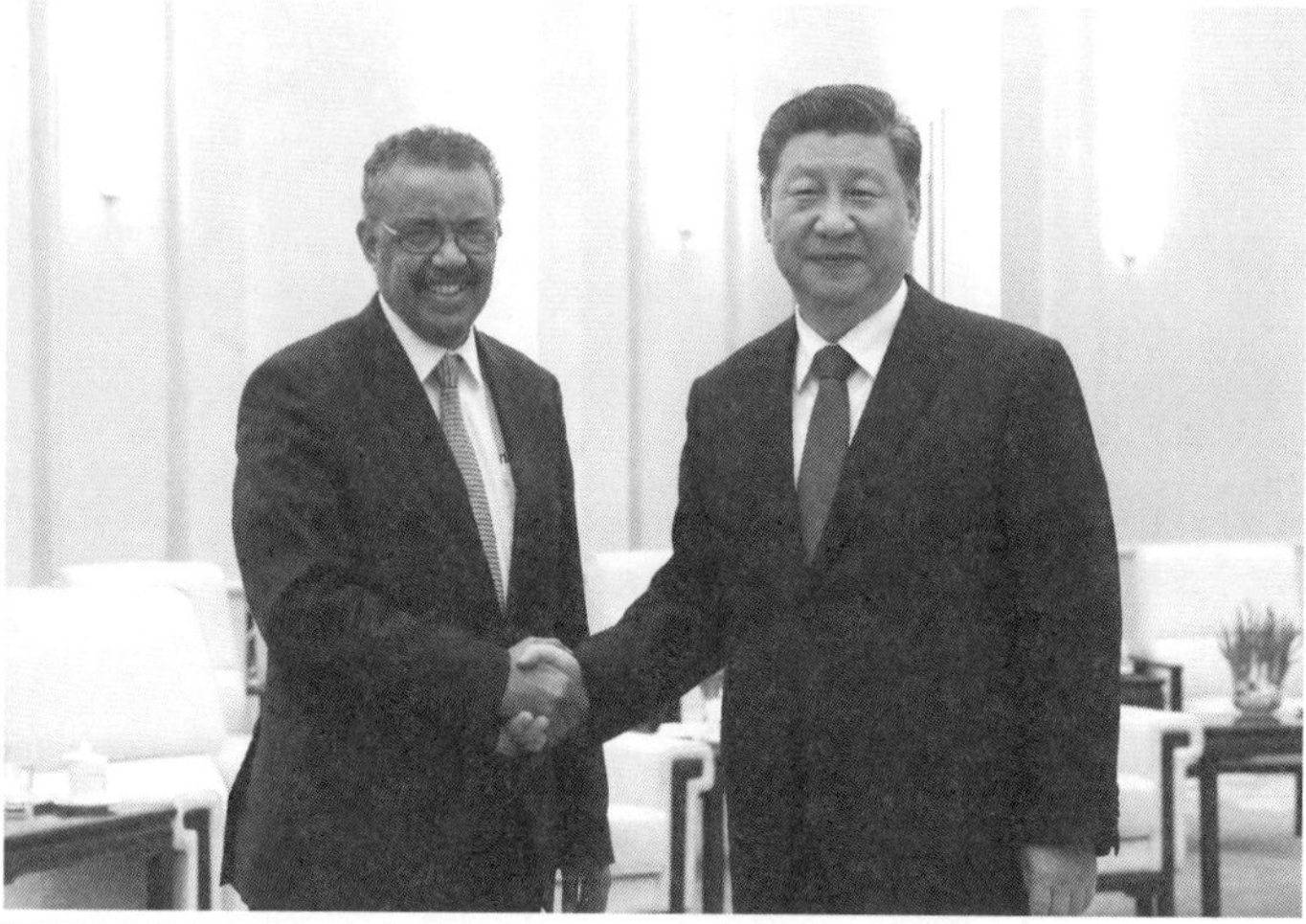
習近平主席とも朋友（?）だったテドロス事務局長

にあたってきた。中国側からは「老朋友（古い親友）」と呼ばれる北京政府べったりの人物だったのである。
テドロス氏が二〇一七年にWHOの事務局長に就任したのも、中国の強烈な支援があってのことだった。WHOのような国際機関の中枢に自国の代表や親しい国の代表を送りこんで、その国際機関自体を自国に有利に動かすというのは、中国政府の近年の対外戦略の一つなのである。
中国とWHOとの、そんな癒着が新型コロナウイルスの感染への防疫策を遅らせ、台湾の被害を増すことにもつながったのだ。
テドロス事務局長のこの中国の手先のような言動は欧米諸国でも非難の対象となった。その結果、アメリカやヨーロッパ諸国で同事務局長の罷免を求める運動が起きて、署名集めキャンペーンまでが始まった。

さすがにまだ解任にはいたっていないが、署名運動では当初の数日で三十万人以上の賛同が得られたという。

習近平政権危機説も飛び交う

一方、アメリカでは中国でのコロナウイルス感染症の爆発的な広がりを共産党独裁の根本的な欠陥の露呈ととらえ、とくに習近平体制の失態と危機とみなす認識も表明されるようになった。

この感染症を公衆衛生の危機としてだけでなく、中国という国家のあり方に連結させて習独裁体制を非難する、あるいは習体制の弱体化を予測する見方である。

「中国の新型ウイルス感染症の広がりが中国に破局的な惨禍をもたらせば、中国共産党の独裁体制と習近平国家主席の個人崇拝的な絶対支配が非難され、崩れることにもなる」――

その代表例は以上のような論旨だった。

アメリカの識者が現在の中国でのナゾの感染症の広がりを習近平氏の下での異様な独裁

体制と結びつける厳しい批判でもあった。

この見解はアメリカの大手新聞ウォールストリート・ジャーナル一月二十六日付に「中国の検閲がウイルスの拡散を助長した」という見出しのオピニオン記事として登場していた。

同記事の筆者は国際関係の専門家でジョンズホプキンス高等国際関係大学院（SAIS）の元学長ポール・ウォルフォウィッツ氏とワシントンの大手研究機関AEIの上級研究員マックス・フロスト氏だった。

ウォルフォウィッツ氏は二代目ブッシュ政権で国防副長官を務めた共和党保守派の重鎮政治家でもある。

このオピニオン記事は、新型ウイルス感染症がこれほど急速に広まった原因は中国共産党の習近平独裁政権が「中国国民の福祉よりも社会の管理を重視する」ためにこの新型の伝染病の発生と拡散についての情報を開示しなかったことが大きい、と批判していた。

同記事は伝染病に関する情報が隠されることがいかに危険かの実例として、第一次世界大戦中の一九一八年から翌一九年にかけて世界中で大流行した狂暴インフルエンザの「スペイン風邪」について報告していた。

この「スペイン風邪」では全世界で感染が約五億人、死亡が約五千万人に達した。その大流行の主要因は戦争を遂行していた各国がこぞってその病気の情報を秘密にしたことにあったとされた。

今回の感染症も秘密にされた期間が中国の国家レベルでは二ヵ月近くあったわけである。ウォルフォウィッツ氏らの記事はこうした経緯を踏まえて、以下のような骨子を述べていた。

《中国では政府や共産党から独立したメディアは存在しないため、今回の大事件も当局の意思で秘密にされ、地元の武漢の官営新聞がこの感染症について報道したのは実際の発生が起きてから三週間以上も後だった》

《病気の発生が明らかになった後の一月十日にも、当局の意向を受けた〝医療専門家〟が国営テレビで「この病気はもう防止された」とか「その症状は軽い」という根拠のない楽観論を語っていた》

《現実にはこの新型ウイルス感染症は百万人単位の住民が再教育収容所に入れられている新疆ウイグル自治区にも広まった。また同様に中国政府がＷＨＯへの加盟を阻む相手の台湾でもすでに患者が出始めたのだ》

《中国政府のこの秘密主義は明白に習近平独裁体制下の異様な統制のためであり、この病気が中国に破局的な惨禍をもたらせば、共産党の独裁体制と習近平国家主席の個人崇拝的

な絶対支配がその原因として非難され、崩れることにもなる》

習近平の終わりの始まり

以上のように、この記事は今回の異様な伝染病の広がりを習近平独裁といういまの中国の異様な支配状態に結びつけて批判と警告を発していた。ただし文末の習近平体制の絶対支配が崩れる可能性があるという予測はあまりに大胆だった。

しかしウォルフォウィッツ氏はトランプ政権にも近い論客であるため、その見解の発表には同政権の認識もにじんでいるといえそうである。

この見解は、今回のナゾの感染症の大流行は習近平氏の終身任期という異様な独裁指導者としての支配により加速されたとする認識でもあった。

その奇病の始まりや広がりは習近平体制独特の重要情報の隠蔽や、国営メディアを動員しての実害隠しのプロパガンダにも原因があるとする認識だといえる。

その結果、「独裁者・習近平」はますます中国の内外に害を及ぼすようになるという分析でもあった。

アメリカでは習近平主席に対する評論ではさらに厳しい意見もあった。今回のウイルス事件が習近平体制の終わりの始まりになるかもしれないという大胆な予測でもあった。

「中国でのコロナウイルス感染症の大流行は中国共産党の習近平政権にとって清朝を倒した辛亥《しんがい》革命ともなりかねない」――アメリカの著名な学者が中国の武漢に始まり、全世界に広まる新型コロナウイルスの感染の習政権への潜在的な重大影響について、こんな深刻な見解を発表したのである。

いまの感染症は習近平政権の意外な弱さを露呈して、政権自体への危機をも招きつつあるという見解でもあった。

スタンフォード大学フーバー研究所のアジア問題の権威マイケル・オースリン研究員は大手紙ウォールストリート・ジャーナル紙二月七日付に「ワシントンから武漢まで、すべての視線が習近平に」と題する論文を発表した。

同論文の趣旨はコロナウイルス感染を中国共産党政権独裁の弱みの露呈だと断じるとともに、その感染拡大は習近平政権に内外での危機を招き、同政権の存続が問われることにも至りかねない、という主張だった。

オースリン氏の同論文は「習近平氏は自分の能力の評判が危機に瀕したことを知っている」という脇見出しでうたったように、コロナウイルス感染症の爆発的な広がりが習近平主席や同政権にとっての内外での重大な危機をもたらした、と指摘していた。
オースリン氏はアジアの歴史や政治を専門とし、エール大学の教授やワシントンの大手研究機関AEIのアジア担当主任研究員などを務めてきた。著作も多く、日本を含む東アジアの研究では全米的に知られる学者である。
オースリン論文は冒頭で一九一一年に今回の感染症の発生地の武漢でやがては清朝の打倒につながった辛亥革命の第一段階の武昌蜂起が起きたという歴史上の事実をあげて、今回の武漢でのウイルス事件も同様に中国の時の支配権力を倒しうるという大胆な「歴史上の類似」を記していた。
そのうえでオースリン論文は以下の骨子を述べていた。
《武漢の感染症の広がりについて警告を発し、そのために政府から懲罰を受けた李文亮医師の死は、習近平政権がこの疾患を隠して、国民の生命よりも社会の支配を優先することに対して国民を激怒させた》
《感染症の急拡大は共産党政権が習体制下でさらに弾圧、秘密、排外を強めたことが大きな原因となった。習氏は権力の独占を強め、カルト的な独裁体制を固めてきたが、今回の感染症拡散では疾患に効果的に対応できないという意外な弱点を暴露した》
《感染症拡大は中国の国内では政権の無対策や閉鎖性への国民の怒りを増し、政府の統治

能力への国民の軽蔑を招いた。習氏自身がそのことを認識し、実際の革命が迫ってきたような切迫感や懸念を強めている》
《感染症は国際的には中国への居住や留学の危険性、そして中国との経済取引の安全性の欠落を印象づけた。その結果、中国のグローバルなイメージは決定的に変わり、多数の諸国は中国を国際秩序への脅威とみなすだろう》

オースリン氏は以上のように、いまのコロナウイルスの感染症が中国の国家としてのあり方への基本的な疑問を突きつけただけでなく、習近平主席自身の統治能力の不足の証明となった側面を強調していた。そしてさらに以下のような諸点を述べていた。
《習近平氏自身は現状を中国の現体制自体への危機であり、脅威だとみなし、革命が起きかねないとみている。そのため武漢だけでなく湖北省全体の約五千万もの住民を事実上、封鎖する措置をとった》
《習主席は国内で自分の地位を固め、対外的にはアメリカと対決するなど野心的な言動をとってきたが、今回の事件はその基盤となる国家の弱さを露呈し、世界の対中観を変えつつある。その間、習氏自身は公式の場から後退し、責任を逃れるかのような言動をみせた》

すでに始まった中国のプロパガンダ

確かに習主席はこの時期の二週間ほど、公的な立場にほとんど出てこなかったのだ。オースリン氏は習近平氏と同政権へのこのような厳しい評価を下しながら、論文の最後で「感染症の広がりは習政権にとってより不吉な効果を引き起こしかねず、『第二の武漢革命』の可能性も否定すべきではない」と結んでいた。

武漢革命とは、つまり国民党勢力が清朝を倒した辛亥革命のことである。アメリカ側で現在の中国共産党政権に対する、こうした根幹的な否定総括が出てきたことは注視せざるをえないだろう。

こうした非難の標的となり、国際的にも苦境に追い込まれた習近平主席を四月に国賓として招くという日本政府の計画の不適切さはこうした観点からみても、あまりにも明白だったといえる。

それでなくても習近平政権はここ数年、厳しい試練に直面してきた。米中貿易戦争、香港デモの長期化、国内の経済失速など、文字どおりの内憂外患だった。そのうえのコロナウイルス感染症、そしてアメリカからの厳しい糾弾である。窮地に追いつめられたという

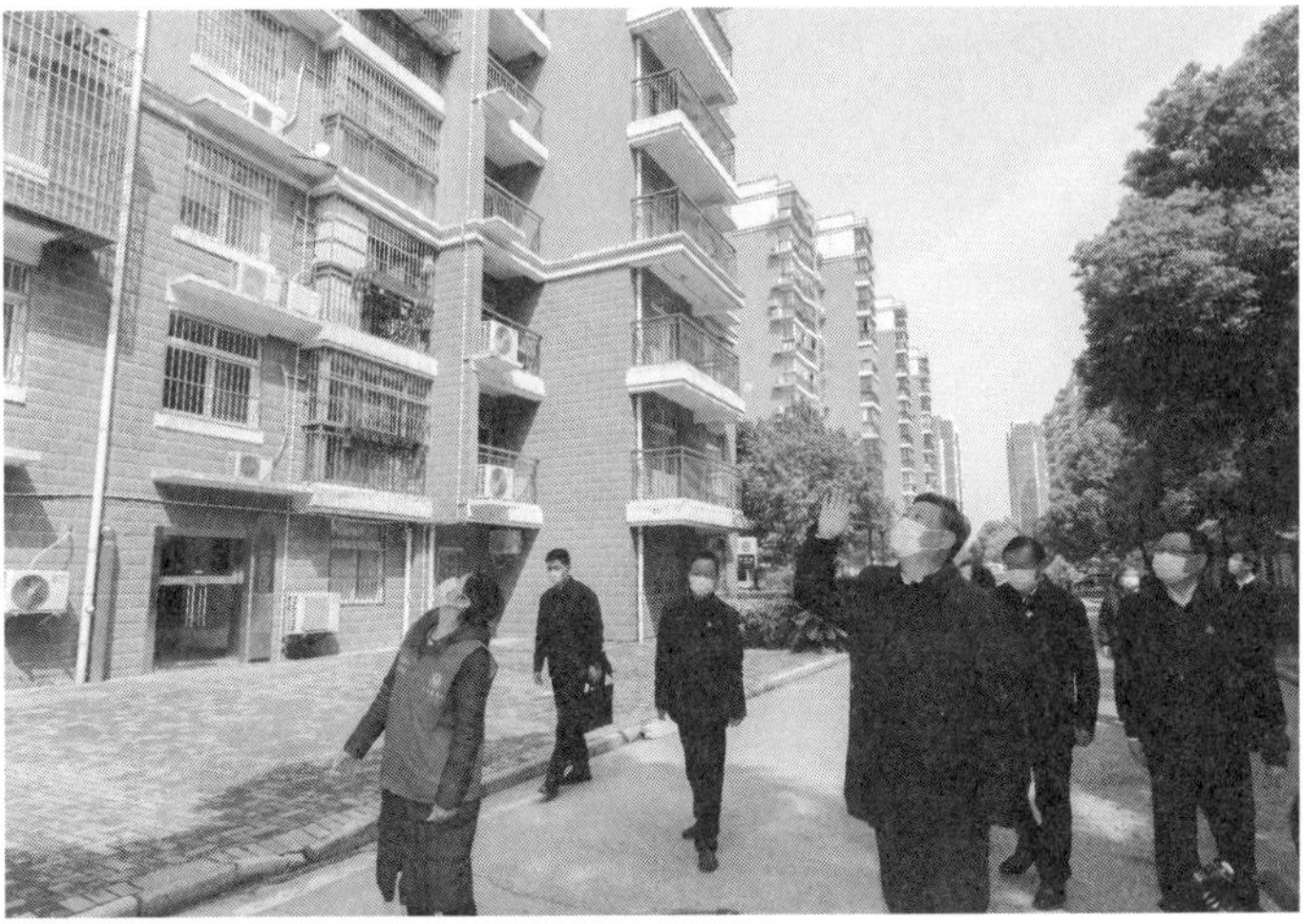

武漢市内をマスクをして闊歩する習近平主席

観さえあった。

ところがまもなく習近平政権は、アメリカに対して思い切った反撃に出た。外部からみれば奇想天外とも呼べる意外な戦略での反撃だった。

中国政府は「新型コロナウイルスを発生させたのは中国ではなくアメリカなのだ」という一大プロパガンダ戦を始めたのである。

中国側ではウイルス感染が広まった当初から、さまざまな推測や怪情報が渦巻いた。陰謀説と呼んでもよい根拠のない情報である。

もっとも陰謀説の慣行というのは、なにも中国だけの特技ではない。アメリカでも「9・11の同時多発テロはじつはブッシュ大統領は事前に知っていた」という陰謀説が広範に流れた。

日本でも「ルーズベルト大統領は日本軍の真珠湾攻撃を正確に知っていた」という説は根強い。

しかし今回のコロナウイルス感染症に限っては諸外国からすれば、その発生地が中国の武漢であることには疑問の余地がないという認識だといえよう。

だからアメリカ側では今回は、この種の陰謀説はまずなかった。中国の国内で中国側の人間や生物から発生したという起源の認識にはコンセンサスがあったといえる。日本にしても同様だろう。

ところが中国事情に詳しい産経新聞の矢板明夫記者によると、このウイルス拡散の間にも中国側の民間のインターネットでは明らかに虚偽とわかる情報があふれていた。

程度の軽い怪情報とも呼べる実例では次のような「説」があった。

《このウイルスは熱に弱いためサウナに入れば、ウイルスを殺すことができる》

《トウガラシを食べれば大丈夫》

《朝出かける前に、鼻の穴に二滴ずつのゴマ油を垂らせば、このウイルスには感染しない》

米軍が武漢にコロナウイルスを持ちこんだ⁉

以上のような範囲ならば、笑い話としてすませるだろう。だがもっと政治色の濃いウワサとして次のような情報も流れた。

《このウイルスはアメリカが中国への細菌戦争として広めたのだ》

《アメリカの軍人が昨年秋に武漢に危険なウイルスを持ちこんだのだ》

この後者の説にはそれなりに付随する具体性があった。

武漢市では確かに二〇一九年十月に「世界軍人陸上競技大会」というスポーツイベントが開かれ、各国の軍人が参加したなかにアメリカ軍のメンバーが約百七十人いたのである。だからこの陰謀説がまことしやかに広められた。民間の責任のない男女がウワサとして広めているうちは問題ないが、この説は中国政府高官からも発信されるようになったのである。

中国政府外務省の趙立堅《ちょうりつけん》報道官は、まず三月四日の公式の記者会見で「このウイルスが中国で最初に発生したことの証拠はない」と言明したのだ。「中国で最初に発見されたかもしれないが、起源が中国だという結論は出ていない」とも述べた。

趙報道官はそして、その後の自分のツイッターで「このコロナウイルスはアメリカ陸軍の軍人たちによって武漢へ持ちこまれたかもしれない。アメリカ政府はその説明をする義務がある」と記したのだった。

この種の「コロナウイルスは中国で最初に発生したとは断定できない」という趣旨の言明は中国政府のさらに上位の高官たちによってもなされるようになった。

外交担当国務委員の楊潔篪《ようけつち》氏、外務大臣の王毅《おうき》氏、駐アメリカ大使の崔天凱《さいてんがい》氏らだった。中国外交の頂点にいるこれら高官たちは、もちろん習近平政権全体の意向として「コロナウイルスは中国が起源とはいえない」とか「米軍が武漢に持ちこんだかもしれない」という説を明言、あるいは示唆するようになったのだ。

もっとも崔天凱駐アメリカ大使だけはその後、「アメリカ陸軍の持ちこみ」説を否定するような言明もした。

こうし中国側の態度の背景にはアメリカ側の一部で今回のウイルスを「武漢コロナウイルス」とか「中国ウイルス」と呼ぶ向きが多くなってきたこともあった。中国側としてはこの呼称は認められないとして激しく反発したわけだ。

熾烈化する米中衝突

しかしアメリカ側もさらに強く反発した。

三月十六日に国務省報道官が発表したところによると、ポンペオ国務長官は北京の楊潔篪国務委員に電話をして以下のような抗議を伝えたという。

《中国政府高官らがコロナウイルスについてその責任をアメリカ側に押しつけるための反米陰謀説を述べていることに強く抗議する。いまはそのような虚偽情報や途方もないウワサを広げるときではない。各国が協力してウイルスへの防疫に当たるときだ》

中国側の「米軍拡散説」を虚偽情報だとして一蹴したのだった。

この国務長官の抗議に先立ちトランプ政権のデービッド・スティルウェル国務次官補(アジア太平洋担当)は三月十三日、崔天凱中国大使を国務省に召喚して、同様に中国側のウイルス感染の責任をそらすような発言は容認できないとするアメリカ政府の立場を伝えていた。

コロナウイルスをめぐる米中両国の対立は、このウイルスの起源や名称についても険悪化してきたのである。

今回の新型コロナウイルス感染症は、アメリカのメディアの多くではなお「COVID−19」と呼ばれてきた。

Coronavirus（コロナウイルス）とDisease（病気）という言葉の文字の一部を取り、発生年次の二〇一九年の19という数字をつけた名称でWHOが先導した命名だった。

同じ新型コロナウイルスのウイルス自体は厳密には感染症とは別の名称で、「SARS−CoV−2」と呼ばれる。この名称はアメリカの一般メディアで使われることは少ない。

SARSは前にも述べたように、severe acute respiratory syndromeの頭文字を取った略で、日本語では「重症急性呼吸器症候群」である。

二〇〇二年に中国で発生したSARSの原因となったコロナウイルスが、SARS-CoVと呼ばれたので、今回はその第2型とされたという。

いずれにしてもアメリカ全般では、いまはウイルスとその感染症を含めてCOVID−19と呼ばれることが多いわけだ。しかし一部では当初から「武漢ウイルス」「中国ウイルス」という呼称もあったのである。

中国側が嫌う、その呼称を政府レベルに確実に引き上げたのはポンペオ国務長官だった。同国務長官はトランプ政権を代表する形で、三月六日のワシントンでのテレビ・インタビューで中国側が、このウイルス感染症の起源を曖昧にし始めたことに対する反論として

「これはまさに武漢コロナウイルスなのだ」と述べたのである。

ポンペオ長官はその以前にも公式の発言のなかで、今回のコロナウイルスを「武漢コロナウイルス」と何度も呼んできた。六日の発言はその繰り返しであるとともに、中国外務省の前述の趙立堅報道官がそのつい二日前の三月四日に「このウイルスの発生源がどこであるかについてはまだ結論は出ていない」と述べたことへのアメリカとしての公式の反論でもあった。「武漢ウイルス」と呼べば、その起源は中国の武漢市であることが自明となるからだった。

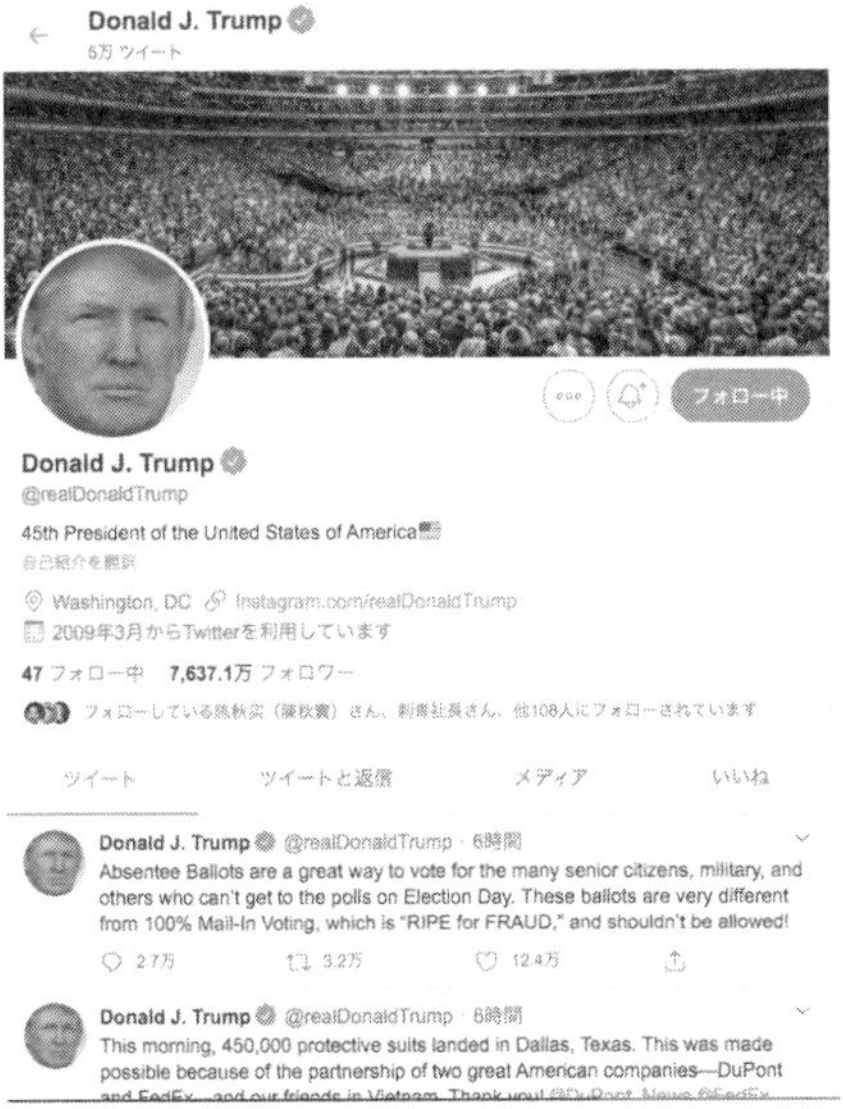
Donald J. Trump
5万 ツイート
フォロー中
Donald J. Trump
@realDonaldTrump
45th President of the United States of America
Washington, DC
Instagram.com/realDonaldTrump
2009年3月からTwitterを利用しています
47 フォロー中 7,637.1万 フォロワー
ツイート
ツイートと返信
メディア
いいね
Donald J. Trump @realDonaldTrump · 6時間
Absentee Ballots are a great way to vote for the many senior citizens, military, and others who can't get to the polls on Election Day. These ballots are very different from 100% Mail-In Voting, which is "RIPE for FRAUD," and shouldn't be allowed!
2.7万
3.2万
12.4万
Donald J. Trump @realDonaldTrump · 6時間
This morning, 450,000 protective suits landed in Dallas, Texas. This was made possible because of the partnership of two great American companies—DuPont

ツイッターで「中国ウイルス」とつぶやいたトランプ大統領

このポンペオ長官の発言を後押しするかのようにこんどはトランプ大統領自身が三月十六日のツイッターのなかで「中国ウイルス」という用語を初めて使ったのだった。

米中両国の衝突は、こんなところでもエスカレートしているのである。

第三章

日本へのウイルス大襲撃

ゴジラ並みの破壊力で日本を急襲

中国の武漢で発生した新型コロナウイルス感染症は、日本をもモンスターのように襲った。目にみえない巨大な怪獣が日本の国家を、社会を、国民を奇襲して、麻痺させてしまうような大事件だった。

たとえ中国側にその意図がなくても、日本としては本来、存在しなかった危険きわまるウイルスが外部からどっと侵入してきて、国民や国家がとてつもない被害を受けるのだから、大襲撃と評することは不自然ではないだろう。

日本の歴史でも前例がないサイエンス・フィクションのような出来事だった。二〇二〇年三月末の時点で、もちろんその大異変は終わっていない。終息する見通しも立っていない。日本列島全体が、まだまだ暗い絶望の闇に落ちこんでいくようにさえみえる。

これまでわずか二ヵ月余の間に日本で起きた変化は、どんな想像をも絶していた。何度、強調しても足りないほどの、だれも考えもしなかった大異変が起きたのである。

ごくふつうの市民が病気の症状を訴える。実際に倒れる。学校が閉まる。集会がキャンセルされる。企業が操業を止める。公共施設が休みとなる。電車やバスががらがらとなる。そして正体不明の毒性ウイルスに襲われて倒れた国民の数がどんどん増えていく……。あ

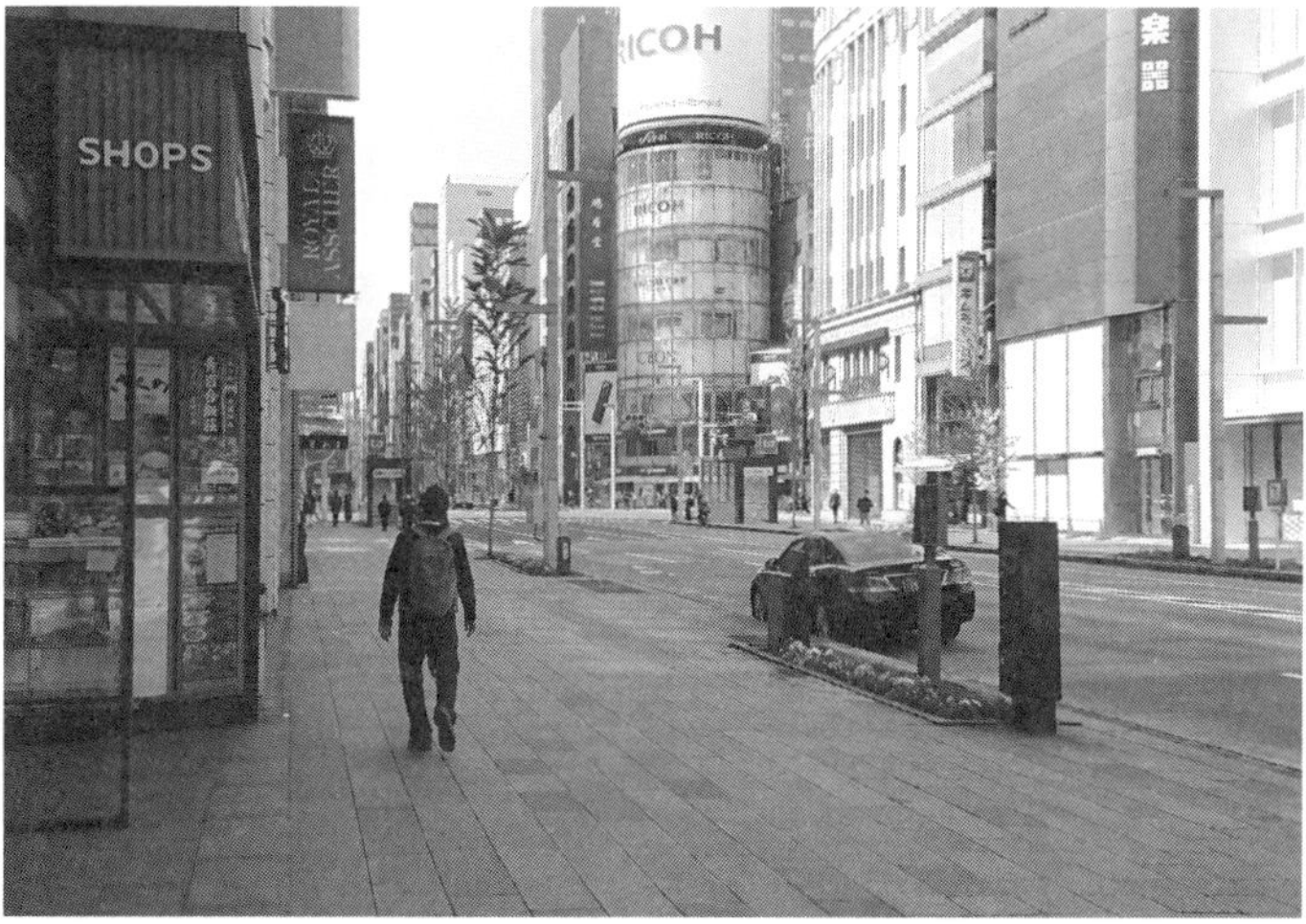

緊急事態宣言が発令されて人気のなくなった東京・銀座の風景

まりに数多くの日本人の公私いずれもの活動がウイルスという悪魔によってめちゃめちゃにされた、といってもよいだろう。

国家としての日本にとっても、まず経済面での打撃は計りしれない。政治を考えても、福祉、教育、憲法、さらには外交まで本来、取り組む重要課題はみなたな上げとなった。

東京オリンピックも延期となってしまった。

たとえ万が一、主催国の日本の準備ができたとしても、参加国側の多くがウイルス災禍のために、非常事態を迎えているのだ。その結果、日本国民が待ちに待った二〇二〇年七月からの東京五輪も開けなくなってしまった。

一年ほどの延期という結果には、日本国民はほっとしたわけだが。

みなすべて目にみえない敵、ウイルスのせいである。

私は二〇一九年秋から二〇二〇年二月中旬まで東京で生活した。コロナウイルスが日本にも侵入し、加速度を増しながら邪悪な輪を広げていく期間の出来事をふつうの日本の生活者としてまざまざと目撃し、体験した。

その後はジャーナリストとしての本来の拠点のアメリカのワシントンに戻った。そして二月末から三月と、こんどはアメリカで同じコロナウイルスの災禍が日本と同じように激しい勢いで広がるのをみた。

その間、日本での状況も日本の各種の報道によって細かく追い続けた。

アメリカから日本の状況をみることは、ある面で、よりわかりやすかった。日本の状況を国際的な文脈でとらえて、つまり世界のなかでの日本の現状はどうなのか、という視点からも、考察できるからだ。俯瞰図とでもいうべきだろうか。

さてそんな国際的な観点からしても、日本のコロナウイルスへの当初の対応は数々の欠陥があらわだった。諸外国の考察者たちから弱点を指摘された。批判もされた。

もっともそんな日本批判をした側の諸国がこんどは日本よりもひどい感染に襲われ、苦しむようになったという現実も皮肉だった。

だがその現実によって、日本の当初の対応が正しかったとなるわけではない。日本はなにしろ中国を除けば全世界でも最多数の新型コロナウイルス感染者を出すという時期が一時、あったのである。

たとえば私がまだ東京にいた二月十五日の時点では、各国、各地域の感染者の多い上位は以下のようだった。数字は感染者数である。

中国　六六〇〇〇
日本　三三八
シンガポール　七二
香港　五六
タイ　三四
韓国　二八
マレーシア　二一
台湾　一八

日本のこの時点での感染者数は日本の港に入港したクルーズ船のなかの感染者をも含んでいたが、それでも発生国の中国以外では世界のトップに立っていたのだ。もちろん不名誉きわまるトップだった。

その後、日本以外のイタリア、韓国、イラン、アメリカといった諸国にどっと感染者が出た。日本はその結果、国際的にはそれほどひどい感染国にはみえないという状態にもなった。

日本で新型コロナウイルスが急速に広まった理由

だがそれでもなお、三月末の日本はこのコロナウイルスによって国や社会の機能の半分以上を奪われたハンディキャップ国家のようになったままである。

しかも感染のグローバル的拡散の当初では日本は他のどの国よりも速く、広く、ウイルスが国内に入ることを許した。そしてさらに自国内でそれを広げることを許容してしまったという汚辱の記録は厳然として残っているのだ。

日本でなぜ武漢で発生した新型コロナウイルスが急速に広まったのか。

この問いへの答えは、いまではあまりにはっきりとしている。その結果、とるべき対策がなんだったかも、あまりに明白だといえる。

日本でのウイルスは武漢で感染した人間が日本に直接に入ってきて、動き回ったから広まったのである。「中国・武漢→→日本各地」という直線的な感染経路が、いやというほど確認されているのだ。

だから効果的な対策としては、もっとも簡単に述べるならば、その経路での人間の移動を止めることがベストだった。

しかしそうはいかなかった。

なぜなのか。

日本でコロナウイルス感染者が最初に発見されたのは二〇二〇年一月十六日だった。厚生労働省は同日、武漢市に滞在後、日本に帰国した神奈川県在住の三十代男性から中国で検出されたのと同じ新型コロナウイルスが確認されたことを発表した。

この男性は日本在住の中国人だった。武漢市に里帰りしていたのだ。実家の父親も新型コロナウイルス感染を発症していた。その男性は日本に戻るまでの間、武漢市内で父親と生活するなど濃厚に接触していたという。あまりにも明確な「武漢→日本」という感染経路だった。

日本での第二の感染者は一月二十四日に東京都内の病院で確認された武漢市在住の四十代の男性だった。

武漢から香港経由で日本には十九日に入国し、症状が出たので東京の病院で治療を受けて、コロナウイルス感染が判明した。

第三は一月二十五日に東京の病院で診断された武漢市在住の三十代の女性だった。武漢からは二十一日に日本に入国していた。

第四は一月二十六日に愛知県内の病院で感染が確認された武漢市在住の四十代男性だった。武漢から日本に二十二日に入国していた。

第五は一月二十八日に武漢市在住の四十代の男性が愛知県の医療施設でウイルス感染を確認された。

以上、ここまで五人の感染者はすべてが来日の直前まで武漢に滞在、あるいは居住していて、そのまま日本に入国した男女ばかりだったのだ。

これほど明確な感染ルートはないではないか。

いま日本全体を苦しめる新型コロナウイルスは中国の武漢から人間の体内に入って、航空機で空を飛び、直線を描くようにして日本の国内に侵入してきたのである。

だからこそ私もこの章の冒頭であえて改めて「中国の武漢で発生した新型コロナウイルス」と書いたのだった。

「武漢→日本」というウイルス伝染の経路はさらに別な形でもいやというほど立証された。

この判断には医学的な専門知識の必要はない。単なる1プラス1＝2、という常識の範囲内のあまりに明確な事実関係なのである。

日本での第六番目の感染者として判明したのは一月二十八日、奈良県在住の六十代の観光バス運転手だった。

日本での感染者の第一番目から第五番まではすべて中国人だったが、六番目で初めて日本人、しかも武漢には足を踏み入れたことのない人が感染者として判明したのだ。

この運転手は武漢からの中国人観光グループを乗せたバスを運転し、長時間をともに車内で過ごしていた。伝染性の強いウイルスが人から人へ簡単に移ることの証明だった。

ちなみに同じ一月二十八日、北海道で観光旅行中だった武漢市住民の中国人の四十代女性もウイルスに感染していることが判明した。

七番目の感染者となった。

そしてさらに一月二十九日には大阪府在住の四十代の日本人女性の感染者が出た。観光バスのガイドだった。日本国内での八番目の感染者だった。

この日本人女性も武漢も中国も訪れたことはなく、日本国内で武漢市からの団体旅行客を乗せたバスに一月十二日から十七日まで同乗して、案内役を務めたという。前記のバス運転手のケースと同じだった。

ここでも間接の感染が起きていたのだ。

以上の日本での最初の感染の八例をみると、うちの六例は武漢市での感染者の直接の日本への入国だった。他の二例は武漢の感染者との日本での接触の結果だった。

だから邪悪なウイルスは日本では武漢からきた感染者によってもたらされ、さらにその感染者と接触した日本国民一般へと広がっていったのである。

すべて武漢から日本へ、というウイルスの伝播のルートだったのだ。

この感染を防ぐには「武漢↓日本」という人間の流れを止めればよかったのだ、というのはだれがみても明白だった。

因果関係があまりにはっきりとしていた。だからその「因果」を逆にひっくり返せば、よいのである。もう取り返しのつかないことではあるが、日本へのそれ以上の感染を止めるには、まず「武漢↓日本」の人間の流れを止めることがもっとも効果的な防疫対策だったことは、だれにでもわかる理屈だろう。

だが現実には、この「武漢↓日本」の人の移動はその後も続いていたのである。

しかし日本政府はその時点では、入国制限のような措置をとる気配はツユほどもみせなかった。

後手後手にまわった日本政府の対応

日本でこのように武漢発ウイルスが着実かつ高速度で広がっていく間、中国では一月二十日に習近平政権が武漢でのウイルス感染の拡大を公式に認めた。

そして習政権は一月二十三日には武漢市全体を閉鎖、つまり隔離するという、近代中国では例のない措置をとったのである。近代の世界でもまず前例のない措置だった。

事実上の国家非常事態の宣言であり、このコロナウイルス感染が同政権にとって、さらには中国にとって、どれほど重大な異変であるかが明示されたわけだった。

習政権はさらに一月二十七日には中国から海外への団体旅行を禁止した。その前の二十四日には中国の国内での団体旅行を禁じていた。当面の措置だということだろうが、これまたウイルス感染が国内的、国際的に危険きわまることを中国政府自身が公式に認めた証左だといえよう。

日本政府は一月二十八日には武漢市にいる日本人を対象に緊急避難のための政府特別チャーター機を飛ばした。

日本政府はこの第一便を含めて二月十七日までに武漢に向けて合計五便のチャーター機を出して、日本人やその家族の中国人ら計八百二十八人を日本に受けいれた。そのうちの十三人がコロナウイルス感染者と認定された。

さて以上のあわただしい動きが起きた一月二十日から月末までの十一日間は、日本の新型コロナウイルス対策では致命的とも呼べる重大な期間だった。この期間に明らかに武漢からの直行のウイルス感染者がつぎつぎに日本に入っていたのだ。

武漢市からは一月二十三日午前十時の全面閉鎖の直前に無数の市民が市外へと脱出していた。当時の武漢市長はその数は五百万とも述べたことはすでに記してきた。

しかも一月二十五日の春節前後は中国全土で民族大移動のような旅行の時期となる。まさにその時期に武漢から日本へきた人たちのなかに感染者がいたことは前述のとおりである。

そのうえに武漢市の閉鎖直前に脱出した市民のなかにウイルス感染者たちがいたことは自明だろう。その人たちが武漢市内、さらには武漢を省都とする湖北省内を越えて、中国の他の地域へと移動していったのだ。そして日本を含め諸外国へと動いていった。

だからこの一月の最後の十日ほどは日本としても感染者を武漢から自国内には入れないための防止策をとるには、もっとも効果のある期間でもあったのだ。だが安倍政権は中国から日本へのウイルスの流入を止めるためには、なにもしなかった。

他方、一月下旬の段階では他の多くの諸国がすでに中国からの自国への入国を禁止、あるいは制限していた。

北朝鮮、ロシア、オーストラリア、フィリピン、香港、タイ、台湾、モンゴルなど多数の国や地域が中国滞在歴のある外国人の入国、入域を全面停止するようになった。明らかに危険な感染症の広がりを防ぐための医療上の必要、人道的な見地からの措置だった。

その措置には中国人を排斥するなどという民族差別的な意図などは皆無だったことは明白である。入国禁止の対象となったのは中国籍の人間ということではなく、あくまで中国領内に最近まで滞在していた外国人とされていたのだ。

顕著な実例はロシアだった。

ロシアは中国と総計四千三百キロにも及ぶ陸上の国境を接しながらも、コロナウイルス防疫のために一月中旬の早い段階でその国境をすべて閉鎖したのである。

いまのロシアと中国とは政治的には円満な関係にあった。国境を越えての、とくに中国側からロシアへの入国の人の流れはそれまで大量だった。だがロシア政府はそのすべてを防疫のために閉めたのである。

国家間の友好や外交とは関係のない緊急事態

中国政府はそのロシアの措置に抗議した。だがロシアは方針を変えなかった。両国間の友好や外交とは関係のない緊急事態だというわけだった。

その結果、ロシア国内でのコロナウイルス感染者は二月はじめの時点でわずか二人だった。しかもその二人とも中国国籍であり、ロシア国民の国内感染はゼロだった。

ロシアではそれから一ヵ月以上が過ぎた三月十五日の時点でも国内の感染者は五十九人と発表されていた。ロシア政府の公表する数字が完全に信頼できないとしても、ロシアの総人口一億五千万人という規模を考えると、驚くべき防疫措置の成功だといえる。

やはりウイルスの発生源の中国からの人間の流れを抑えることが、もっとも効果的な自国防衛の方法なのだといえよう。

この逆の方向に動いたため甚大な被害を受けたのがイタリアやイラン、さらには韓国だった。

第四章で詳しく報告するように、イタリアとイランはある時点で国内の新型コロナウイルス感染者が爆発的に増えた。この両国は全世界でも中国との交流が突出して多かったのである。

日本で報道されることは少なかったが、イタリアではヨーロッパでほぼ唯一、中国の「一帯一路」構想のフル参加国だった。商業や軽工業、観光などでも太い絆があった。中国人がイタリアを労働や商業や観光で訪れ、滞在することも非常に多かったのである。

イランも同様に中国との関係は「戦略的協力」をうたい、幅が広かった。両国ともアメリカと対立するという共通項があったのも、特別な接近の大きな要因だった。

韓国も中国の至近距離にあっても中国人の入国を規制しなかった。

こうした諸国ではウイルス感染が極端に多くなったのである。その背景は単純明快だった。

要するに中国と交流し、接触する範囲が広ければ広いほど、中国発のウイルスがより多く感染していった、ということだった。

他方、正反対の事例として、中国との人の流れを遮断することによって防疫面で前述のロシアよりもさらに成功したようにみえるのが香港と台湾だった。人間の流入の停止という防疫方法である。

香港も台湾も震源地の中国に隣接し、ふだんは人間の交流が大量に続く関係にある。

だが日本を含め他の諸国にくらべると、香港と台湾の感染者は驚くほど少ないのだ。その理由は明らかにウイルス感染拡大の早い段階から中国からの人間の流入を果断に止めたことだった。

香港はいまの行政権限こそ異なるが中国の一部である。だからふだんは人間の往来はものすごい数となる。だが香港政府は一月二十八日には中国からの団体、個人いずれも原則として、すべての人間の入境を止める措置をとった。

だからだといえよう。香港での新型コロナウイルス感染者は、三月十五日の時点で百四十一人だった。日本の五分の一である。地理的には中国本土にぴたりと隣接しているのだから、こうした厳しい制限がなければ、何十倍の感染者を出していたことだろう。

台湾でも同様に一月中から中国の湖北省に滞在した人の来訪を禁止していたが、二月はじめには中国本土の住民はすべて台湾に入れないという、これまた果敢な措置をとった。台湾の感染者は三月十五日現在五十三人と、日本の十五分の一だった。

アメリカも中国からの入国者には厳しい政策を打ちだした。

トランプ大統領は、一月末に中国からの外国人の入国をすべて禁止するという措置をとったのだった。中国政府が抗議しても、断固としてその措置を変えなかった。

その結果、アメリカ国内でのコロナウイルス感染者は二月中旬段階で十五人にとどまった。

ところがアメリカの場合、この中国からの入国禁止は遅すぎたようだった。三月に入ってからアメリカ国内では、コロナウイルス感染者の数が急上昇していったのだ。さらには爆発的な広がりをみせ、国家非常事態へとエスカレートしていった。

しかし中国からの人間の流れは自国には入れないという断固な措置を早めにとった他の諸国はみな国内、域内での感染者を少ないままに保てることになった。

ドアを開けたままの日本の悲劇

ところが日本政府は防疫面でのもっとも重要な時期に、中国からの来訪者に対してドアを開け放ったままだった。

一月の下旬、中国では武漢市民が数百万という規模で国内や海外の各地に移動していった時期、それでなくても中国の旧正月で中国から日本への訪問者が急増するこの時期に、その入国者たちへの規制はなにも実施しなかったのである。

日本は、他の多くの国や地域がすでにとっていた厳しい水際でのウイルス侵入防止措置の波にはあえて乗り遅れたといえる。「あえて」というのは、この爆発的な感染症の広がりを日本では、官民ともにその公表の当初から熟知していたからだ。そのうえ日本国内での実際の感染者発生がみな「武漢→日本」という直線的な経路で起きていたことも、周知の事実だったからだ。

他の多くの諸国が中国滞在者の入国を全面拒否した段階でも、そして中国滞在者の入国こそが日本での感染拡大の主要因であることが明確になった段階でも、日本は中国からの入国は無制限のままだったのである。

日本政府は二月冒頭にやっと「最近まで武漢のある湖北省内に滞在していた外国人」を入国拒否の対象とした。二月十二日からは湖北省に加えて隣接の浙江省の滞在者も入国拒否の対象に含めた。

だがその時点では中国の他の地域から日本にくる人たちへの規制はなにもなかった。ウイルス感染症はすでに中国全域に広がっていたのに、だった。

だがその部分的な「拒否」も空港での入国希望者の自己申告に頼る場合が多く、現実はザル規制だった。

私はその時期に成田空港から帰国、入国した複数の知人たちに入国管理の実態を尋ねてみた。すると、「湖北省、浙江省での滞在」という規制要件も入国者が口頭でイエスか、ノーかを申告するだけだったという。それでは規制がないことに等しいではないか。

日本政府はその後、少しずつ中国からの入国を厳しくしていったが、香港や台湾のような明確な全面入国禁止からはほど遠かった。

菅義偉官房長官も二月中旬の記者会見で「中国でのウイルス感染の爆発的な広がりが明白になった後の一月下旬だけでも中国から日本への入国者は三十四万人に及んだ」と述べていた。

この時期の中国からのこれほど大量な入国者が日本にどんな影響をもたらしたか。北海道の感染状況をみれば、すぐわかる。

北海道の感染者は当時もその後の三月後半の時点でも全国都道府県のなかで最多である。北海道はもともと中国観光客には人気スポットだった。富良野のような美しい自然、冬の雪、スキー、そして札幌の雪まつりなどが中国人観光客のなかでも所得の高い層にとくに魅力とされてきたという。

今回もちょうどコロナウイルスの日本への伝播の時期に中国人の北海道来訪が多かった。中国の春節の時期の一月二十四日から二月二日の間だけでも、千歳空港に着いた中国人が一万二千人、その後の二月四日から十一日までの札幌の雪まつりにも、それよりずっと多い中国人観光客が訪れたという。

この一月下旬から二月上旬にかけての時期こそがコロナウイルスの特別の対外拡散の期間だったことはすでに説明してきた。

札幌など北海道各地ではその時期から日本国内でももっとも多い、もっとも集中したウイルス感染者が確認される結果となった。地元の専門家からは雪まつりを中止すべきだった、との声も後になって出てきた。

要するにウイルスの発生源からくる人たちを無制限に迎え入れれば、なにが起きるか、悪い意味でのモデルケースが北海道となったのである。

私自身もその一月下旬、所用で東京都心の日比谷とか銀座に出ることがよくあった。都心部のその地域には明らかに中国語を大声で話す男女の観光客らしい集団が多かった。ウイルス感染の報が十分に伝わって、一般の東京都民の間ではその種のオフィス街や繁華街に出てくる人たちの数がめっきり減っていた。そんな街路やショッピングセンターを中国人の集団だけがいくつも堂々と通っていくのだ。

日本政府も日本のメディアも中国に忖度をしたのか

これはどういうことなのか。危険なウイルスは中国で発生したのではなかったのか。こんな疑問を感じざるをえなかった。

日本政府が中国からの日本入国に湖北省などに滞在、居住した人たちを拒むという措置をとって以後の二月中旬になっても、都心部での中国人のプレゼンスは健在だった。

いま思えば忘れられない二月十六日、こんどは仕事とは無関係の私用で日比谷に出て、有名ホテルでの集りに出席した。

その際のホテルのなかはロビーもアーケードも一般客が少なく、がらんとした感じだった。その無人の野のような空間を数十人の中国旅行客らしい集団だけが何組も往来していた。しかも活気あふれる感じで、大声で言葉を交わしながら動き回っているのだった。なんとも異様な光景だった。

中国からウイルスが入ってくる。そのウイルスが日本国内で急速に広がる。その拡散を防ぐにはまずが発生源からの侵入を抑えることが第一、という理屈は小学生でもわかるだろう。

だがその常識的な措置がとられていない。日本の国民の生命や生活、そして社会の安定、国家の機能までが危機にさらされる緊急事態が目前に展開しながらも、その原因に対する防止や抑止の手段がとられていない――。

私自身の体験として東京の都心に身をおいてみて、そんな恐怖までに近い心配の念を禁じえなかった。

しかしこの時点でさえもウイルス感染への対策として中国、あるいは武漢からの日本への入国の全面規制を求める声は日本政府周辺でも、ニュースメディアでも聞かれなかった。対照的に巷には、そうした声があふれていた。私が接する一般の知人友人は、みんなといってよいほど一致して中国からの日本入国規制こそもっとも有効な防疫対策として求め、日本政府がなぜそのために動かないか、という点に疑問を呈する人たちばかりだった。

だが新聞やテレビでは、ふしぎなほどこの点に関連する提案や意見が出ないのである。国会の審議でも、まったく提起がない。

テレビ討論に出てくる、いわゆる識者たちはとにかく「過剰反応はよくない」とか「パニックに陥ってはならない」という当たり前のことを述べるだけだった。

武漢からきた人たちが、日本に最初のウイルス感染をもたらした事実を踏まえての具体的な防疫対策となると、「この病気はまだ致死率が低いから」などと、答えにならない答えの反応しか出てこないのである。

一度、あるテレビの討論番組で日ごろは率直な物言いで知られる司会者が、ウイルス感染の拡散をとにかく騒ぐなという意味の曖昧な言葉を並べた末に、「でも中国からの来訪者の入国を規制すべきだなんて考える人はいまの日本ではいませんよね」と述べたときに、ああ、なるほどな、と思った。

中国に対して強硬と映る言動をとりたくない、という意識のあらわれだと感じたのだった。しかも実態を知りながらの「自己検閲」のように響く言葉だった。なぜなら彼のその言葉は事実に反しており、ご本人がその実態を知っている、ということが明白だったからだ。

現実には私の知る一般レベルでは「中国からの来訪者の入国を規制すべきだと考えている人」は無数に存在するのである。ところが公開の場であるテレビでの発言となると、反対のことを述べる。その背後には特殊な政治的とも呼べる要因が作用している、と私は感じたのだった。

こと中国への対応となると、日本では日ごろから政界でもメディア界でも、あるいは学界でも財界でも、とにかく中国側の反応を過剰なほど気にする人たちが一部に存在する。たとえ中国が日本の領土の尖閣諸島に不当な攻勢をかけても、日本人学者を無法に逮捕しても、抗議することにはためらうという人たちであり、組織である。とにかく中国の反発を恐れる、避けるという恐中傾向だともいえよう。

他国に対して外交的な配慮をすることは、もちろんときには不可欠だろう。だがその配慮のために、自国の立場を主張しない、自国の損失や苦痛を無視してしまう、というのは正常な主権国家がすることではない。

まして本来、自国には存在しなかった悪性のウイルスを持ちこんできた相手に対して、自国の苦しい立場を伝えられない、というのでは日本の国家としての独立も国益も薄れてしまう。

安倍政権の政治配慮が致命傷

今回のウイルス感染拡大に関して、日本側には確かに中国への多様な気遣いがあっただろう。しかもごく自然で妥当な気遣いもあったともいえよう。

中国人の入国禁止などを主張すれば、中国政府の反発に加えて、中国人への差別や偏見だと誤解されてしまう。

とくに中国政府は公の中国批判には過敏に反応し、的を絞って反撃してくる。日本側でも親中とされる勢力はすぐに「反中」とか「中国人差別」というレッテルを貼って、糾弾してくる。

それに中国からの入国者が減れば、現実に日本経済への損害となる。

中国を非難することにともなうリスク、非難しないておくことの利点は多々あるわけである。

そのうえにこのところの日中関係は表面上、良好となっていた。その意味ではコロナウイルス感染時の二国間関係は政治的にはきわめて微妙な状態にあったのだ。

日本側が習近平国家主席をこの四月に国賓として招くという計画は安倍晋三首相自身の口からもたびたび表明されていた。日中関係改善の証としての習主席の公式招待という案だった。

だから安倍政権の側に、いまのコロナウイルス感染を理由に日中関係を一気に悪化させてしまうことは避けたいという意向が強くあったとしてもふしぎではない。いや実際にそうした政治配慮が陰に陽に感じられた。

しかしそれでも事は日本の国民の生命であり、国家や社会の機能である。中国がどんな反発をみせようが、日本としては国の存続がかかる一大危機なのである。だから中国に対して甘い態度をとることは許されない。こうした意見も日本国内ではかなり広範だったといえよう。

そんな流れのなかで、安倍政権の今回のウイルス防疫対策はやはり甘すぎた、その理由は政治面での中国への遠慮のしすぎのようだ——そんな辛辣な指摘が日本の外からぶつけられたのだった。

《安倍晋三首相はコロナウイルスへの正面対決よりも習近平主席の訪日を前に中国の気分を害さないことに神経を使った》

アメリカの有力紙ワシントン・ポストがこんな見解を報じたのだ。同紙の二月二十日付の記事だった。

この記事は日本政府が中国でのコロナウイルス感染が拡大したことが明白になった後も、中国からの旅行者多数の入国を許したことがいまの日本国内での感染の広がりの原因になったと、ずばりと指摘していた。

そしてその「原因」は安倍首相の習近平主席の国賓来日への「忖度」を含む、という批判だった。

同記事は日本政府が日本でのウイルス感染拡大が明らかになった以後も中国からの来訪者多数の入国を認めていたことを習近平政権への過剰な配慮による失敗だとして指摘していた。

なおこの種の見方はこのころからアメリカ側の他のメディアや専門家たちの認識としても報道されるようになった。

ワシントン・ポストのこの記事は同紙のサイモン・デニヤー東京支局長によって書かれた。デニヤー支局長は同紙の中国やインドの支局長をも務めたベテラン国際報道記者である。

同記事は安倍首相や日本政府のコロナウイルス問題への対応やその意味についてまず以下のように報道していた。

《二月十七日ごろに日本で報じられた二種類の世論調査によると、安倍政権への支持率が五ポイントも低下し、同政権のコロナウイルスへの対応への国民の不満がきわめて高い水準となった》

《新型コロナウイルスによる日本のすでに停滞気味の経済への打撃は破局的であり、今年夏の東京オリンピックへの影響も計り知れない》

《新型コロナウイルスは日本国内で高スピードで広まったが、日本政府の対応は遅く、まちがっていた、と多くの専門家たちが述べている》

外国メディアに批判される安倍政権

以上のような総括をまず述べたうえで同記事は日本政府の不十分な対応についてより具体的に以下のように伝えていた。

《日本政府は一月二十三日に中国から日本に着く旅行者たちの体温を測定する器具を初めて使用し始めた。だが武漢の所在する湖北省からの来訪者の日本入国を禁じるという措置は二月一日までなにもとらなかった。アメリカ政府はその前日の一月三十一日からすでに中国から来訪するすべての外国人の入国を禁じていたのだ》

《その結果、その時点まででも日本には湖北省からの旅行者が数千人もすでに入国していた。そのなかには明らかにウイルス感染者たちが入っていた》

《二月四日までには明らかに日本国内ではコロナウイルスが激しい勢いで広がっていた。同日までに日本国内で休暇旅行をしたタイ人の夫妻が同ウイルスに感染してタイに帰国していたのだ。このため日本は第二の発生源にもなっていたことが明らかにされた》

以上のようにこの記事は日本政府が他の諸国の政府が中国からの来訪者の自国への入国を禁止する措置をとっていたのに対して、コロナウイルス発生源の武漢市のある湖北省からの来訪者をも無制限に入国させ、中国全土からの来訪者も日本入国に際しての制限などの措置をとらなかった点を強調していた。

だからこの記事は「安倍首相はコロナウイルスへの正面対決よりも習近平主席の訪日を前に中国の気分を害さないことに神経をより多く使った、と考察者たちは述べている」と総括していた。

同記事はそんな考察者の一人としてアメリカのテンプル大学日本校のジェフ・キングス

トン・アジア研究部長の言葉を紹介していた。
《日本政府は適切な対応策を敏速にとり、ウイルスの爆発的な拡散に備えるべきだったのに、驚くほどゆったりと構えていた》

同記事は全体として安倍首相自身が今年四月ごろに計画された習近平国家主席の日本への国賓としての来訪に気を遣い、その忖度として中国側の気分を害する中国全土からの来訪者の日本入国の禁止や規制という措置をとらなかったのだ、と総括していた。

安倍政権の外交レベルでの中国への遠慮が、コロナウイルスの感染防止に欠かせない水際での防疫をあえて無効にする結果となった、という見方だった。

となると、安倍首相に対しては自国民の生命保護よりも中国への外交配慮を優先させた、という国際的な批判までが広がりかねないこととなる。

この種の批判的な指摘はニューヨーク・タイムズ二月二十八日付の東京発の記事にも共通していた。

以下のような骨子だった。

《安倍政権の対応は医学よりも政治的な計算を優先させていた》

《安倍政権の対応は及び腰であり、消極的だった。中国など外国からの訪問者を減らして

しまうことを恐れたようだ》

この報道でも日本の対策は中国への配慮のために遅れたのだとする基調が明白だった。

そのうえで次のような論評もあった。

《日本や韓国のコロナウイルス対策は屋内の部屋の蚊を駆除しようとしながら、その部屋の窓をすべて大きく開け放したままのようなのだ》

的を射た表現だった。

自国内の感染を抑えようと必死になって多様な対策をとっても、感染の可能性の高い人間が外部から引き続き侵入してくるとなれば、国内対策の効果はないだろう、という意味である。

もっとも日本の対応をそのように批判したアメリカがこんどは日本や韓国よりもずっと規模の巨大なコロナウイルス感染症拡散に悩まされるようになったのだから、皮肉ではあった。

安倍晋三は習近平に忖度したのか

しかし日本側ではコロナウイルスへの対応に習近平国家主席の来日問題がからんでいたことは疑いのない事実だった。そのからみ方をここで少し詳しく説明しておこう。

この招待計画は元をただせば、アメリカとの関係が険悪となって、急に日本に対して友好的な姿勢をみせてきた習近平政権の対日新アプローチから発していた。

習政権は日本に向かって唐突で、不自然な笑顔をみせるようになった。

トランプ政権との対立が険しくなった二〇一八年後半から日本に対するそれまでの冷たい態度を変えて、習近平主席は同年十月には安倍首相を中国に招いた。日本の首相の訪中は七年ぶりだった。

安倍、習両首脳は二〇一九年十二月にも会談をした。この日中接近のプロセスで安倍首相が二〇二〇年の桜の咲くころ、つまり四月に習主席を国賓として日本に招くという意向を表明するようになった。

安倍首相は対中関係について「新たな交流の時代に入った」とか「すべてが正常化された」などとも語るようになった。

日本国内では習主席を国賓として招くことには反対も多かった。

だが、なぜか安倍首相はそれまでの年来の現実的で冷徹な対中姿勢を変えて、「交流」とか「融和」を強調するようになっていった。

安倍首相は二〇二〇年になり、中国側のコロナウイルス感染の拡大や日本への伝播が大きな問題となっても、四月の習近平主席国賓招聘は予定どおりに実行すると言明していた。だが日本と中国の両国がウイルス感染大流行のために国家の機能がなかば麻痺するところまでの危機を迎えた状態で中国の主席の国賓としての来日は、いくらなんでも無理だろうという様相となった。

日本政府がついに現実を認めたかのように、習主席来日の延期を発表したのは三月五日だった。

それまでの数週間、ウイルス感染が日中両国で黒い旋風のように吹きまくり、社会や国家の正常の機能を停滞させるなかで、安倍政権当局者たちが「習主席の国賓来日は予定どおりに実現する」などと言明する姿は奇々怪々にみえた。

中国側では三月五日から始まるはずだった中国側の全国人民代表大会も延期が二月二十四日に発表されていた。国政の実務の枠組みを決めるこの大会が開かれないまま、国家主席が外国に出かけていくことなど、考えられない。

なお通称「全人代」と呼称されるこの大会は日本のメディアでは「中国の国会に相当」

とよく註釈がつけられるが、これは正確ではない。

前にも触れたように、他の諸国のように一般国民の自由な選挙によって選ばれる議員が集まる「国会」ではないからだ。あくまで共産党が一方的に任命した代表によって構成される共産党政権のための立法機関なのだ。

中国政府の外交活動では外務大臣よりも上位の外交担当の国務委員、楊潔篪氏が二月二十八日に東京にやってきた。安倍政権側との協議だった。その場でもなお「四月の習近平主席の訪日は予定どおり」という苦しい弁明が繰り返された。

この時点ではだれがみても、習主席が四月はじめに自国の首都を離れて、日本にくるというシナリオは考えられなかった。

それでも「習主席国賓来日」を繰り返す日中両国政府の言明は醜悪にひびいた。

なぜ習近平を国賓として迎えるのか

習近平主席の日本への国賓招聘《しょうへい》という案には、そもそもあまりに多くの障害があったのである。自民党の内部にさえ反対が広範に存在した。

私自身も日中関係や米中関係を長年、追ってきた言論人としてこの習主席の国賓としての招聘には断固として反対だった。

その理由をここで説明しておこう。日中関係の核心にもつながる重要な諸点がその反対の理由なのである。

第一には、中国の日本に対する政策や行動に、なお敵性が強いことだった。

中国は最近、日本への言辞を軟化させたが、従来の敵対的な対日政策は少しも変えていない。

尖閣諸島の日本の領海と接続水域には中国の武装艦艇が常時侵入し、日本の施政権を蹂躙し、尖閣諸島を武力で占拠する構えをみせている。

中国共産党政権は日本人をつぎつぎに逮捕して、長期間拘束し、その理由の開示もしていない。

同時に中国当局は年来の「抗日」の名の下での反日教育を続け、戦後の日本の平和努力、対中友好努力をあえて教えていない。

中国はまた経済面でも日本企業に対して中国側との合弁の強制、知的所有権の収奪など不透明、不公正の慣行を続けているのだ。

第二には、習主席の国賓招聘が象徴する日本の対中融和政策はアメリカのトランプ政権の対中政策に逆行し、アメリカとの摩擦の危険を生むことだった。

トランプ政権は登場直後から中国の不公正な経済慣行、無法な軍事的領土拡張などを非難して、中国抑止の強固な政策をとってきた。

習体制下の中国はアメリカの基本的な利益や価値観だけでなく、アメリカ主導の国際秩序を根幹から崩す挑戦勢力だと断じてきたのだ。

トランプ政権はペンス副大統領やポンペオ国務長官の対中演説により、中国とは「協力から競合へ」、「交流は縮小」、「民主主義諸国は団結して対決へ」と言明している。

アメリカの民主党もこの対中強硬政策を支援している。

安倍政権のいまの政策はアメリカ側のこの動きへの逆行だけでなく、妨害とさえみなされる危険がある。

現にトランプ政権周辺からは日本の対中融和はアメリカの対中政策を阻害し、トランプ大統領の安倍首相糾弾さえ生むという指摘があるのだ。

第三には、習主席は国際社会でも人権弾圧の首謀者として非難の対象となっていることだった。

中国共産党政権は香港での民主化運動への弾圧やウイグル人、チベット人への大規模な人権弾圧により国連を含む国際社会の広い非難を浴びている。

習主席はその人権弾圧政策の最高責任者としてアメリカや欧州諸国の官民から厳しく糾

弾されている。

習主席が推進する「一帯一路」構想も中国の世界覇権の追求、共産主義的価値観の拡散として民主主義諸国から忌避されている。

こうした国際情勢下で日本が習主席を国賓として招くことは中国の人権弾圧政策や普遍的価値観否定に同調し、加担するとみられることにもなりかねない。

以上の理由から判断すると、習近平国家主席の日本への国賓としての招待、そして訪問は日本の基本的な国益を侵害する動きとみなさざるをえない。

しかし安倍政権の側にはこの招聘をなんとか実現させようとして、コロナウイルス対策でも中国側の心証を悪くしないようにという配慮があったようなのである。その真実は前述のワシントン・ポストの記事が指摘したあたりにあったといえよう。

不運だった大型クルーズ船の集団感染

日本でのコロナウイルス感染に関しては、もうひとつ、不運な事件が起きた。

大型クルーズ船「ダイヤモンド・プリンセス号」の船内で起きた集団感染だった。たまたま日本の横浜港に停泊し、日本当局の検疫を受けたことで発覚した集団感染だったため、日本での感染とみなされた。そして日本政府の対応が円滑ではなかったことから、日本が国際的な批判を浴びる結果となった。

ダイヤモンド・プリンセス号はその名の示すとおり、豪華な大型旅客船である。約十一万六千トン、二月三日に横浜港の大黒埠頭に停泊した時点では乗っていた人は全員で三千七百十一人、このうち乗客が二千六百六十六人、乗員が千四十五人だった。

この豪華船はクルーズ船であり、船籍はイギリス、航行の運営はアメリカの企業だった。乗客は国際的で合計五十六ヵ国から、そのうち日本人は全体の半数に近い千二百八十一人だった。

このダイヤモンド・プリンセス号は一月二十日に日本の横浜港を出航し、鹿児島、香港、ベトナム、台湾、沖縄という各地に寄港して、二月三日に横浜に帰港した。

ところがこのクルーズ船の航行中に船内で新型コロナウイルスの感染者が発見されたのである。

ダイヤモンド・プリンセス号では航行中の一月二十五日、旅客の八十歳代の男性が香港で下船した後、発熱して二月一日にコロナウイルス陽性であることが確認された。

このため日本政府当局は同号を横浜港に隔離する形にして、船内の乗客乗員のウイルス検査を始めた。すると、つぎつぎに感染者が発見されたのだった。

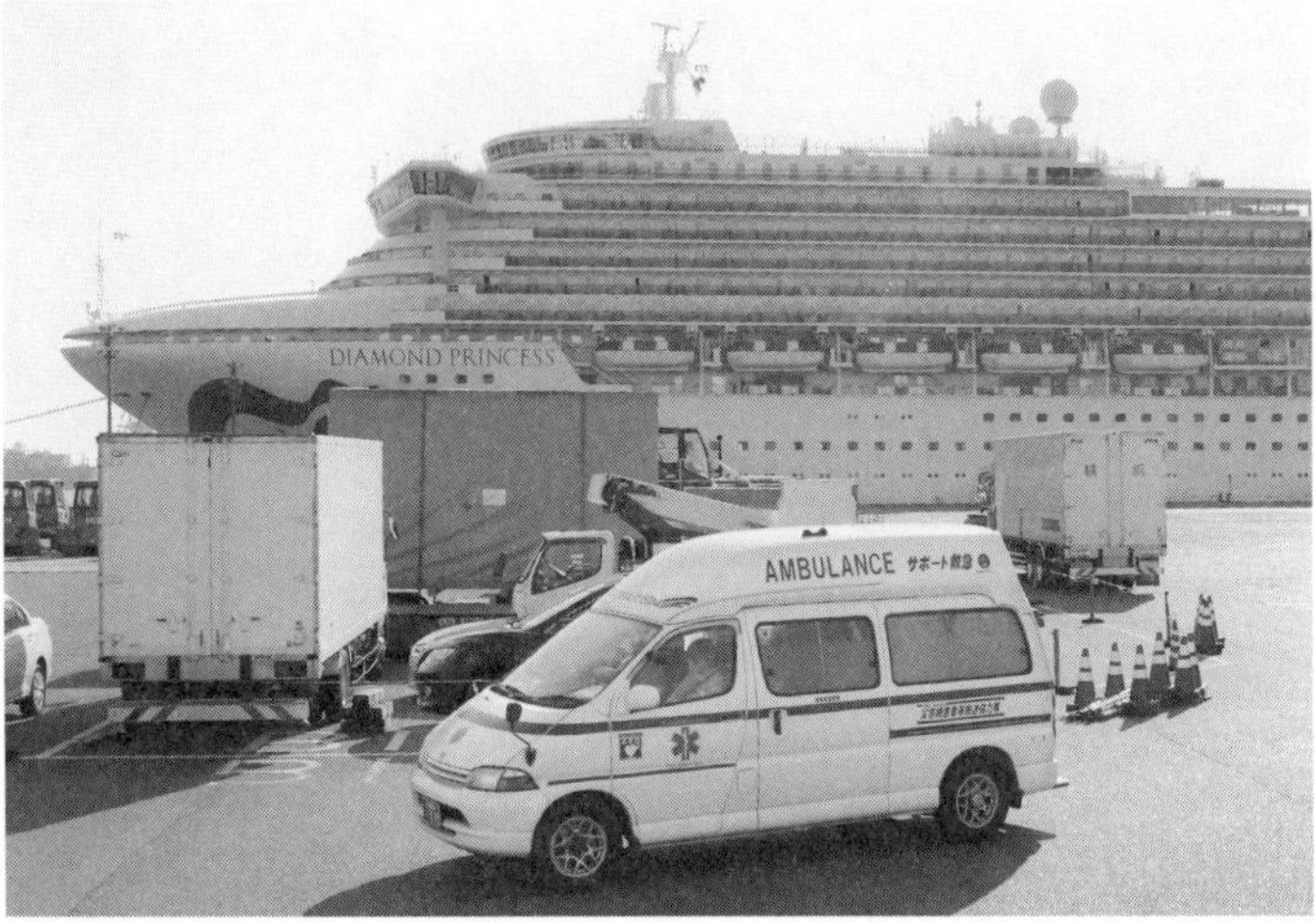

集団感染を起こした大型クルーズ船ダイヤモンド・プリンセス号

同号が横浜に停泊してから十日ほどの間の二月十三日までに船内の感染者は二百十八人となった。二月二十日となると、この感染者数は船全体で六百三十四人、そのうち日本人だけでも二百七十人となった。

この感染者の急増は当初は日本国内での感染者として扱われ、全世界から注視されることとなった。同船の乗客たちは船内に閉じこめられた形となり、その隔離のなかで感染者の数が連日、急速に増えていくという状態となった。

こうした窮状は日本側のコロナウイルスの検査実施能力が人数的にまだ限られていたことや、船内の防疫措置が完全ではなかったことが原因とされた。結果として世界各国のメディアがこの状況を「閉じこめられた船内での恐怖のコロナウイルス感染拡大」としてドラマのように報道した。

同時にダイヤモンド・プリンセス号の船内での全体の感染者数が日本国内での感染として扱われ、日本自体が防疫の極端に緩い感染大国のように描かれていった。日本全体のきわめて悪いイメージが全世界に投射されたわけだ。

現実にはこのクルーズ船は日本の港に停泊して、日本政府当局の検疫対象となったにせよ、日本国内での感染とは異なっていたわけである。

二月下旬になると、二週間の隔離期間も過ぎたということで、アメリカや韓国などダイヤモンド・プリンセス号の乗客の出身国の政府がそれぞれ専用機を出して、自国民を引きとっていった。

だがそれまでは「ダイヤモンド・プリンセス」といえば、日本政府の新型コロナウイルスへの不備な対応の象徴のように全世界では報じられていたのだった。

日本のメディアの不可思議な呼称

日本での中国のコロナウイルス感染症の広がりをみていて、いぶかる現象がもう一つ、あった。日本のメディアの報道についてだった。

それは日本ではこの伝染病を「肺炎」と呼ぶ場合が多いことだった。とくに感染の当初の段階でその傾向が目立った。「新型肺炎」と呼ぶケースも多かった。三月後半の現在では「新型コロナウイルス」という名称が日本のメディアの主流となったが、なお「肺炎」とか「新型肺炎」という呼称も珍しくない。

一方、米欧諸国の報道では「肺炎」という呼称はまったく出てこないのである。英語圏での報道はこのコロナウイルスを指す場合、日本語に訳せばすべて「感染症」とか「伝染病」という用語を使っているのだ。

この差異はなにを意味するのだろうか。

単に肺炎と断じる思考に、この緊急事態への甘い認識がなければ、幸せである。

アメリカやイギリスでは報道でも、政府機関の発表でも、「肺炎（pneumonia）」という言葉はふしぎなほど出てこない。

ほとんどが「コロナウイルス伝染病（coronavirus epidemic）」か「コロナウイルス感染症（coronavirus infection）」である。

そして今回の武漢発の新型コロナウイルス感染症を具体的な固有名詞として指す言葉としてアメリカのメディアの多くは「ＣＯＶＩＤ－19」という表現を使っている。

この表現は第二章でも説明したように、Coronavirus（コロナウイルス）とDisease（病気）

という言葉の文字の一部を取り、発生年次の二〇一九年の19という数字をつけた名称である。WHOが先導した命名だった。

その伝染病や感染症に結果として肺炎の症状が出たとしても、実態はまだわからないのだから、単にコロナウイルスから発生する病気とだけ表現しておくことが正確だといえそうだ。

コロナウイルスには多数の種類があり、今回のウイルスの正体はまだ不明なのだ。実際に今回のコロナウイルスが起こす感染症が、ふつうにいうところの肺炎かどうかはまだ不明である。

肺炎とは基礎的な医学の手引きによれば「感染によって引き起こされる肺の急性炎症」だとされる。

常識的に考えても、肺の炎症が肺炎だろう。だがいま大流行する感染症の症状の一部に肺炎の症状があっても、この疾患自体が肺炎だとは断定できないだろう。

過去にコロナウイルスが引き起こした感染症としてはすでに述べたように、二〇〇三年の重症急性呼吸器症候群（SARS：Severe acute respiratory syndrome）と、二〇一二年に表面化した中東呼吸器症候群（MERS）とが広く知られる。

いずれも肺や呼吸器の炎症があったとしても、その症状の激しさはふつうの肺炎の程度をはるかに超えたことは明白で、単に肺炎とはみなされはしなかったわけだ。

今回の感染症もその同類のコロナウイルスを原因としていることはわかっていても、では具体的にどんなコロナウイルスとなると、これまでの既知のコロナには入っていないということで、なお真相不明なのである。

こんな実情にもかかわらず、日本ではなぜ「肺炎」という呼称なのか。

その最大の理由は、中国政府の公式発表をそのまま受け入れている点にあるように思われる。

中国政府は、この感染症の広がりを公式に認めた一月下旬からこの病気を「肺炎」と呼んできた。

厳密には「新型肺炎」「新型冠状病毒肺炎」「新冠肺炎」などという呼称で、共通項は「肺炎」という用語だった。冠状病毒とはコロナウイルスのことである。

中国官営メディアはみなこの「肺炎」という表現を使っている。環球時報の英語版でもpneumonia（肺炎）とかthe novel pneumonia（新型肺炎）という記述が一貫していた。

だから中国当局は、この感染症の実態がまだ不明の段階から「肺炎」という断定を前面に押し出していたといえよう。その中国当局の表現に日本の官民も追随したということだろうか。少なくともこの点への注意が必要だろう。

第四章

そして世界は大感染となった

中国ウイルスによる各国の被害

中国の武漢で発生した新型コロナウイルス感染症は、二〇二〇年三月中旬からは文字どおりのグローバルな広がりをみせた。しかも爆発的と呼ぶのがふさわしい、ものすごい勢いの拡散だった。

何度も強調するように、人類の歴史でも珍しい伝染病の全世界的な広がりだった。

三月二十一日の時点での主要関連機関の統計を総合すると、ウイルスの感染は全世界で合計百八十八の国と地域に及んだという。感染を受けた諸国の分布も国際伝染の始まった一月ごろとは、様相をがらりと変えてしまった。

簡単にいえば、米欧とアジアとの逆転だった。

当初は中国に始まり、日本や韓国など中国に近いアジアの近隣諸国が被害を受けていた。脅威が切迫していた。

ところが三月中旬になると、イタリアを始めヨーロッパ諸国での感染が激しくなった。ほぼ当時に超大国のアメリカが感染大国として浮上してきた。そのうちすぐにアメリカが世界でも最多のコロナウイルス感染者を抱える国となってしまった。

私は本書をそのアメリカの首都ワシントンにいて執筆しているが、首都の光景もかつてない異常事態、非常状態となった。

さてこの章では中国から始まり、日本の国家機能をも麻痺させた新型コロナウイルスのその他の諸国での状況を概略の形で報告することとする。グローバルな俯瞰を試みたいからでもある。

その他の諸国といっても感染した国はあまりに多数だから、そのなかのとくに特徴の顕著な国を四つほど選ぶこととした。

イタリア、イラン、韓国、そしてアメリカである。アメリカについてはすでに触れてはきたが、この章では最新の状況に光をあてることとする。

感染者の多い国・地域

世界合計	
感染者	死者
192万4878	11万9818

国名	感染者	死者
米国	58万2594	2万3649
スペイン	17万99	1万7756
イタリア	15万9516	2万465
フランス	13万7877	1万4986
ドイツ	13万72	3194
英国	8万9571	1万1347
中国	8万3303	3345
イラン	7万3303	4585
トルコ	6万1049	1296
ベルギー	3万589	3903
オランダ	2万6712	2833
スイス	2万5688	1138
カナダ	2万5680	780
ブラジル	2万3723	1355
ロシア	2万1102	170
ポルトガル	1万6934	535
オーストリア	1万4041	384
イスラエル	1万1868	117
スウェーデン	1万948	919
アイルランド	1万647	365
その他	21万9562	6696

4月14日現在。米ジョンズ・ホプキンス大の集計

なぜイタリアなのか

ウイルス感染となった各国のなかでも三月後半の時点では、イタリアがもっとも甚大な打撃を受けたようにみえる。とくに目立つのは死者の数である。発生源の中国での死者を大幅に越えてしまったのだ。

当然に起きる疑問は、なぜイタリアなのか、である。

中国から離れたイタリアに、なぜ中国発のウイルスが最多の感染者を生んだのか。なぜイタリアが他の諸国よりも深刻な国家的危機を迎えたのか。

そのカギは「一帯一路」にあるようなのだ。

米欧の専門家たちの間ではイタリアが近年、「一帯一路」への参加などを通じて、中国との絆を異様なほど緊密にしてきたことが今回の爆発的な感染拡大の最大の温床となった、とする見解が広まってきたのである。

イタリアでのコロナウイルス感染による死者は三月十九日には合計四千三十二人を記録し、発生地の中国の三千二百人台を一気に超えてしまった。

その後の数日間でもイタリアの死者は合計五千人、感染者も五万数千人となった。感染者数は三月二十七日には中国の八万一千人台を大幅に超えて、八万六千人以上となった。

ちなみに同じ時点でアメリカの感染者は十万人を超えてしまった。ところがイタリアは人口比率で考えれば、まさに突出とした数字になってしまっていた。

その理由は日本の識者の間でもイタリア当局の防疫方法の不備という範囲では多々、指摘されてきた。だが爆発的な感染の背景、さらには温床となったイタリアと中国との異様なほどの結びつきについての言及は少ない。

アメリカの首都ワシントンでは自国でのコロナウイルス感染の爆発的な感染への対策を検討する過程で、イタリアのようにはならないという観点からも、なぜイタリアが中国発のウイルス禍のこれほどの被害にあったのか、という点に絞った論考がなされるようになった。

それらの論考はみなまずイタリアが近年、中国との間で築いてきた経済上の密接な関係を指摘し、その密着をイタリアでの武漢発のウイルス拡大の温床、あるいは背景として特徴づけていた。

そしてその全体図の中心になる基点として「一帯一路」が浮かびあがるのだった。

三月中旬以降に発表された論考にはまず以下の二つがあった。

第一はワシントンの研究機関のウッドロー・ウィルソン国際学術センターのマーシー・クオ研究員による「コロナウイルスがイタリアを襲う・中国との絆の実験」と題する論文で

である。

クオ氏は中国の外交政策、とくに中国の対ヨーロッパ政策に詳しい専門家だった。

第二はベルギーのブリュッセルの研究機関「ロシア欧州アジア研究センター」のテレサ・ファロン所長による「中国、イタリア、そしてコロナウイルス・地政学とプロパガンダ」という論文である。

ファロン氏も中国とヨーロッパの関係を専門とする研究者だった。

両論文ともに、イタリアの感染症爆発をイタリア・中国の密接な提携や交流に結びつけていた。これら論文はいずれもワシントンの外交雑誌に掲載された。

両論文はともにイタリアが二〇一九年三月に中国の野心的なインフラ建設構想「一帯一路」に正式に参加したことに象徴される両国の経済提携の発展を強調していた。

イタリアは近年の経済停滞、失業増大、財政危機などのために中国との貿易や投資を拡大する道を選び、二〇一五年には中国主導の「アジアインフラ投資銀行（AIIB）」に加わった。

「一帯一路」ではG7（主要七ヵ国）ではイタリアが初めて、かつ唯一の参加国となった。アメリカやEU（欧州連合）の多くの国がイタリアのこの動きには難色を示した。中国の危険な覇権拡大を助ける動きになるという懸念からだった。

中国は一方、イタリアとの「一帯一路」構想には大きな期待をかけ、壮大な「イタリア投資計画」を打ちだした。イタリア北部の港建設を始め、宇宙航空技術、交通、環境、エネルギーなどのインフラ分野に巨額の資金の投入を開始したのである。

もっとも中国はその以前からイタリアの服飾や工芸、装飾産業への投資や、「インテル・ミラノ」や「ACミラン」といった有名サッカークラブ、高級ヨット製造企業など、幅広い分野への投資、経営参加を進めてきた。

一方、イタリア側も伝統ある服飾企業の「グッチ」などが中国企業に中国内での下請け製造を委託するなど緊密な経済提携を広げてきた。

クオ、ファロン両氏の論文はこうしたイタリア・中国の経済関係が多数で頻繁な人間の交流につながり、コロナウイルス感染の温床になった、と指摘するのだった。

この点に関しては、より具体的かつ批判的な報告もあった。

ニューヨークに本社をおく政治外交ネット雑誌「フェデラリスト」に三月十七日に掲載された「イランとイタリアは共産主義の中国との緊密な絆のために莫大な代償を払う」と題する論文だった。

予言されていたイタリアの恐怖の代償

同論文の筆者は中国の対外戦略の分析を専門とする中国系アメリカ人学者でコロラド州所在の「センテニアル研究所」のヘレン・ローリー研究員だった。

ローリー氏の論文の骨子は以下のようだった。

《中国の習近平政権は「一帯一路」により中国製品の輸出や中国人労働者の雇用の拡大だけでなく、海外の自然資源や戦略的拠点の獲得を目指し、地政的な覇権拡大の目的をもっている》

《その「一帯一路」にとってヨーロッパの要衝で、G7の一員であるイタリアとの連携はきわめて重要であり、ヨーロッパへの進出と同時に米欧関係にクサビを打ちこむ目的にも沿う》

《一方、イタリアは近年は経済成長率がゼロに近く、若年層の失業率が三〇%以上、対外債務がGDP（国内総生産）の一三〇%、政情は過去七十年に六十五回の政権交代と不安定をきわめ、対外的な依存の土壌が深かった》

《イタリアでは二〇一八年の政変でそれまで無名の大学教授だったジュセッペ・コンテ氏が首相となり、自国経済の構造改革を忌避して、中国の投資に頼るという安易な道を選ん

でしまった》
《アメリカの反対を無視したイタリアの「一帯一路」参加では自国のインフラ全般に中国の関与を許し、四つの港湾施設を中国の国有企業に一部、保有、あるいは管理する権限を与えるところまで中国依存度を高めた》
《中国側はイタリア北部のロンバルディア州や中部のトスカーナ州の自動車、ファッション、ハイテクなどの文化や歴史の豊かな工業地域に集中的に投資をした。同種の工業の盛んな武漢との関係が深くなった》
《イタリアは「一帯一路」への加盟前から服飾製品の製造と販売の両面で中国との絆が太く、いまではイタリア国内には合計三十万人の中国人が居住して、その九〇％ほどが服飾産業に従事している》

ローリー氏の論文はこうした諸点を指摘して、イタリア、中国の密接なつながりはイタリア経済の改善にはそれほどの寄与はせず、結果として武漢発のコロナウイルスのイタリアでの爆発的な拡大の温床になったと述べていた。そのうえで「今回の悲劇は結局はイタリア側の政治指導者たちの近視眼的で愚かな決定が原因となった」という辛辣な総括を強調しているのだった。

しかし経済的な絆の存在がウイルス感染の拡大に直結したと断じるのも、やや無理があるかもしれない。

だがイタリア側の指導層が中国との関係を重視しすぎて、ウイルス感染防止のための適切な防疫措置をとらなかった、という実例も報告されていた。

アメリカのウォールストリート・ジャーナル、ニューヨーク・タイムズなど大手メディアの現地からの報道だった。

以下のような例だった。

《一月後半にロンバルディア州に定住していた中国人家族多数が春節前後に中国の湖北省などに一時帰国して、また同州に戻った際、イタリアの保守系野党からは「中国でのウイルス感染の防止のために一時、隔離すべきだ」という意見が出たが、コンテ首相は中国との関係悪化や人種差別非難への懸念を理由に応じなかった》

《一月下旬、中国からの文化・観光の大規模な使節団がイタリアを訪れた際、コンテ政権はローマ市内のサンタチェチーリア国立アカデミー管弦楽団のコンサートに招き、両国代表多数がその後のパーティーで飲食をともにしたが、その直後にイタリア側から防疫の観点からはリスクの高い軽率な交流だったとする批判が出た》

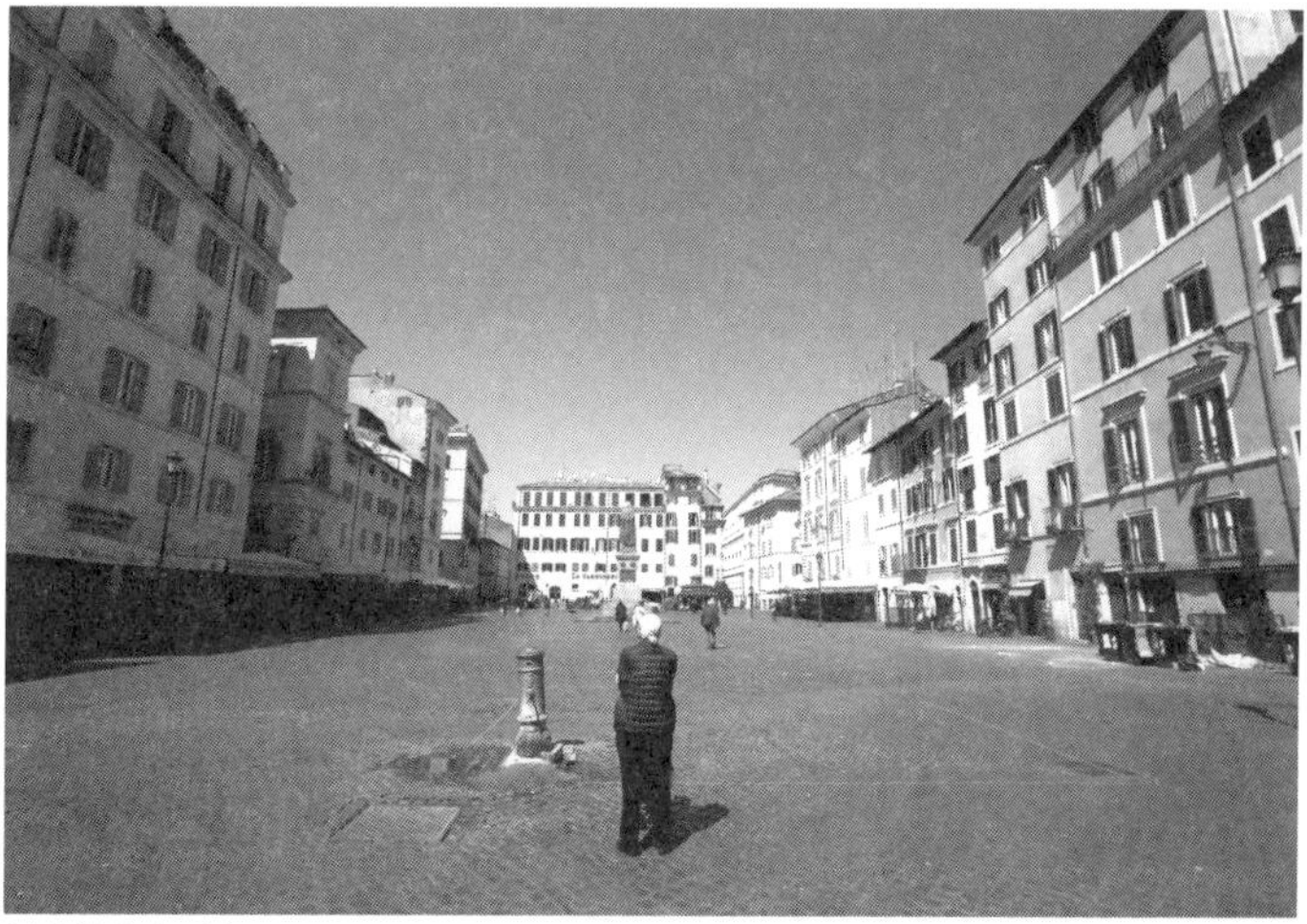

外出禁止令が出たイタリア・ローマの人がいない街角

以上の二件については、イタリア政府の保健省のサンドラ・ザンパ次官がニューヨーク・タイムズ記者に「いずれも中国側への過剰な配慮からのまちがった対応だった」と述べていた。

こうしたイタリア側の態度は、中国との密接な連帯により自国の経済を改善するという強い期待のために、その経済の絆への悪影響を恐れて、適切なウイルス防止対策をためらった、といえそうである。

イタリアでの感染も「中国→イタリア」、さらには「武漢→イタリア」という人間の移動による経路が明白だった。

イタリア国内で最初にコロナウイルス感染が確認されたのは一月三十一日、中国から訪れていた中国人観光客二人が症状を訴え、検査したところ感染と判明した。

その一週間後の二月七日、中国の武漢市に滞在していて、イタリアに帰国したイタリア人男性がウイルス感染を確認された。

その後、二月二十一日にロンバルディア州で集団感染が判明する。そのなかには武漢から帰ってきた中国人のイタリア在住者や、同様に武漢市から帰って、症状が出ず、一週間ほどの間、多数の人たちと接触したイタリア人男性感染者が含まれていた。

それ以後は連日、倍増以上の勢いでイタリアでの感染者は急増していったのである。三月上旬までには北部地域全体、他の地域の多くも完全隔離という非常措置がとられた。しかし感染者も死者もあまりに多く、遺体を置く場所がない、とか葬式がまるでできない、という悲惨な状態となっていった。

イタリア政府は一月三十一日には中国からの一般入国を停止する措置をとった。だが明らかに遅きに失した、わけである。

地理的に距離のあるイラン

イランでのコロナウイルス感染の広がりも国際的にみて異様である。世界各国の感染のなかでも早い時期から多数の感染者が報告されたのだ。地理的なへだたりにもかかわらず、だった。

中東地域全体でもイランは突出した感染国となった。中国を含めての全世界の感染国のなかでもイタリアに次ぐ第三位という時期がかなりあった。三月下旬の現時点では全世界で第六位というランクにある。

三月二十三日現在の主要各国感染者数の統計は以下である。（　）は死者数。

中国　八一一七一（三二七七）
イタリア　六三九七二（六〇七七）
アメリカ　四六四四七（五八七）
スペイン　三五〇六八（二二九九）
ドイツ　二九〇五六（一二三）
イラン　二三〇四九（一八一二）

それがわずか五日間で次のように変わってしまった。以下は三月二十八日の時点での統計である。

アメリカ　一一六四五五八（一九四三）

イタリア　九二四七二（一〇〇二三）
中国　八一三九四（三二九五）
スペイン　七二二四八（五八一二）
ドイツ　五六二〇二（四〇三）
フランス　三七五七五（二三一四）
イラン　三五四〇八（三〇七六）

イランは以上のように感染者数で世界でも第六位とか第七位という位置にある。

ただし各国の感染者数は、その国でのコロナウイルス検査の実施数を考える必要がある。アメリカでの感染者が急速に増えていくのは、現実に感染が広がっているからだが、それ以外にトランプ政権が全米各地での検査の実施を急スピードで増しているという要因も大きい。

その点でイランの検査はむしろ広範ではなく、しかも政府から公表されるデータも実際よりはずっと少ないのではないかという疑問がアメリカ側では提起されている。

さてイランとコロナウイルスといえば、イラン政府でその防疫対策にあたる政府幹部が当の感染者だったことがテレビを通じて、全世界に報じられた。

イラン政府のイラジ・ハリルチ保健省次官が二月二十四日、テヘランで記者会見して、イラン国内のコロナウイルス感染状況について説明を始めたときだった。

説明を始めたハリルチ次官が白いハンカチを取り出して、しきりと顔をぬぐうのだ。メガネまでを外して額から噴き出す汗をふくのだった。異様な発汗である。そのうちに苦しそうにセキをし始めた。だれの目にも保健省次官本人が病気だとわかった。そしてすぐに彼のコロナウイルス感染が発表されたのだった。

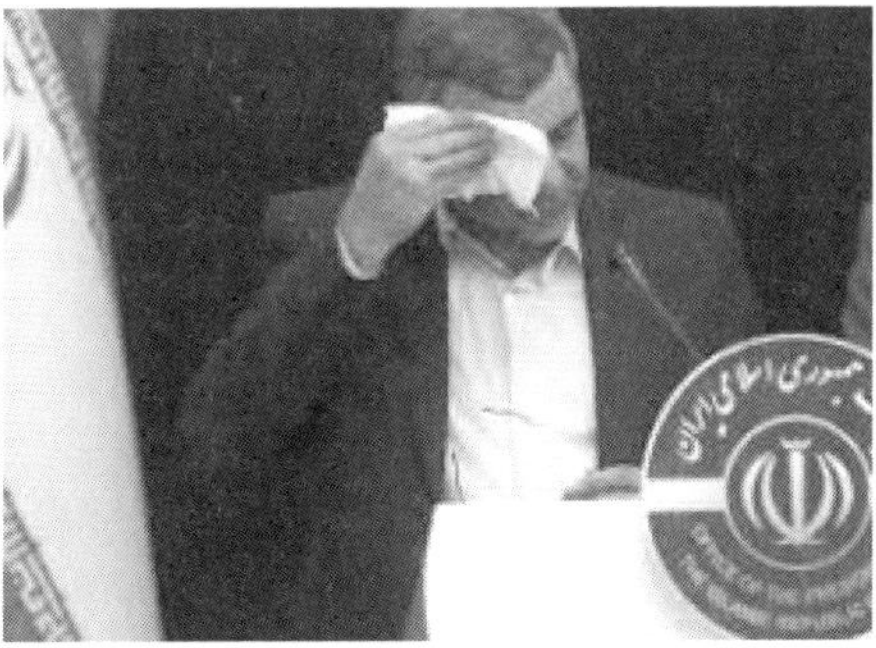
汗をぬぐうハリルチ次官（BBCより）

どんな国でも政府の防疫対策の実務責任者が公式の場で対策を語ろうとするその瞬間に、その本人に感染の症状があらわれ、実際に感染が確認される、というのは異常のまた異常である。
テレビドラマか映画のなかでしか起きないようなびっくり仰天の展開だった。だがイランでは現実に単に保健省次官にとどまらず、副大統領までが中国発のこのウイルスに取りつかれていた。さらに閣僚のなかにも、国会議員のなかにも、多数の感染者が出ているのだ。
なぜそんな事態が起きたのか。

アメリカの敵を味方とした宗教独裁国家

イランといえば、世界ではそもそも閉鎖された国というイメージが強い。国際的に孤立してきたといってもよいだろう。

イランはイスラム原理主義の聖職者が最高権限を持つ世界でも珍しい宗教独裁国家である。対外的にはイスラエルの抹殺を基本政策とし、アメリカとも激しく対立してきた。

さらに近年のイランは核兵器の開発を目指して、アメリカのオバマ政権時代にはその核開発を凍結する国際合意に調印した。だがその合意には「イランの核武装を結局は許してしまう」として当初から猛反対していたトランプ大統領がそれを破棄した。

イランは国内的にはイスラム教の厳しい教えを保ち、政権への批判を一切、許さない。同性愛には死刑をもって応じるというような戒律の苛酷さも定評がある。その人権弾圧ぶりは国連からも再三の警告を受け、経済制裁をも受けてきた。

イランは国民の海外渡航を厳しく規制し、外国人の入国も同様に大幅に制限してきた。いわば国際孤立に近い状態の国だった。

そうした異端の国家の内部で中国からのウイルスが広まったのは、ひとえに中国との特殊なつながりのためだった。

中国はかねてからイランに接近を図ってきた。中国もイランもともにアメリカとの関係に敵対的な要素が入ることが大きかった。中国はさらに長年にわたりイランの石油を大量に購入してきた。そんな状態がここ数年さらに両国のそれぞれの対米関係が険悪化したことで、両国同士をより緊密にさせた。

イランと中国はともに「戦略的パートナー」だとも宣言するようになっていた。

イランは中国の野心的な「一帯一路」構想にも当初から協力してきたが、二〇一九年には同構想へのフル参加を明記した公式合意文書を中国との間で交わした。

イランにとってはイタリアの場合と同様、まず国内の経済の悪化が中国への依存を必要とさせるようになったといえよう。

二〇一九年の前半にはイランのインフレは四〇%に達した。経済成長も低迷をきわめ、肉類が不足して、国民一般に肉類の配給という事態まで起きた。失業率は一般が一五%、若年層に限れば四〇%以上という苦境となった。

国内では政府の恒常的な抑圧にもかかわらず、一般国民の間で政府の腐敗、シリアなどでのテロ組織への支援などに抗議する広範な反政府デモも起きた。市民たちは宗教最高指導者のハメネイ師の辞任や政権を支える「革命防衛隊」の解体までを求めていた。しかし政権を交代させるまでにはいたらない。

こうしたイラン政権にとっては中国への依存が救命策だった。

前述のアメリカ側の「イランとイタリアは共産主義の中国との緊密な絆のために莫大な代償を払う」と題する論文はそのあたりを以下のように解説していた。

政治外交ネット雑誌「フェデラリスト」に三月十七日に掲載された「センテニアル研究所」のヘレン・ローリー研究員の論文である。

《イランの政権は国内での経済的苦境や政治的脅威、さらには国際的な孤立に直面して、中国に助けを求めたのだった。まずはアメリカという敵への防御策として、また経済的な協力と支援を得る相手として、さらには軍事的な協力の相手として、中国に対する依存を高めたのだ。その狙いのなかにはアメリカのイランへの経済制裁を中国の手を借りて、なんとか弱めるという期待もあった》

他方、中国にとってもイランとの連帯はその対外戦略への利用価値が高かった。本来なら無神論の共産主義の中国と、宗教を最優先するイスラム原理主義のイランと、国家レベルでも国民レベルでも、共通項は少ないはずだったが、「反米」という一点をみるだけでも相互の利益は少なくなかった。

中国側の狙いについて、前述のローリー論文は次のように述べていた。

《中国はアメリカへの牽制のカードとしてもイランを自陣営につけ、しかもある程度のパワーを保たせることに意義をみいだしていた。だから中国はイランからの石油の購入、イランに対するその他の貿易や経済援助、さらには兵器輸出や原子力技術の売却まで多角的な関与を続けきた》

《しかし中国にとってとくに重要なのは自国の野心的な構想「一帯一路」でのイランの役割だった。中国が陸上の一大路線として望むアジア大陸を抜け、中東からヨーロッパまで通じることを目指す鉄道ではイランからトルコに通じる路線の建設が致命的に重要だったのだ》

《だから中国は二〇一六年の習近平主席のイラン訪問時からイランを「一帯一路」構想の事実上のパートナーとしてきたが、公式のイランの同構想参加は二〇一九年に実現させた。そして多方面でイランとのさらなる協力を進めていた》

イランの感染ルートは政府高官

以上のようにイランもイタリアの場合と同様、中国との結びつきでは「一帯一路」が大きな役割を果たしていたのである。

ではイランにとって「一帯一路」に象徴される中国との緊密な絆が、コロナウイルスの感染拡大に具体的にどうつながったのか。

この点はウォールストリート・ジャーナル三月十二日付のイランでの取材にも基づく総合的な記事が明確に報告していた。

以下がその点に関する二つの感染ルートについての記述の骨子だった。

《中国のイランでの「一帯一路」構想は首都テヘランの南百三十キロほどにある人口約百万の都市のゴムを抜けて通る高速鉄道の建設が主眼となった。このゴム地域では中国人の技術者、労働者が多数、居住して鉄道建設に従事していた。そのなかにコロナウイルス感染者がいてイラン側に拡散したとみられる》

ゴムにはイスラム教の聖地とみなされる礼拝施設があり、そこにはイラン全土からの信徒が集まるが、当局はゴム地区でのウイルス感染が明らかとなった二月後半までその宗教集会を停止にしなかったという。

同時にゴムでの中国主導の鉄道建設プロジェクトにかかわるイラン側の技術者が中国側との協議のために武漢や北京、上海を出張の形で訪れて、またイランに戻るというケースも多かった。このイラン人技術者たちからも感染者が続出したという。

第二の感染ルートはなんとイラン政府の高官たちがからんでいた。

ウォールストリート・ジャーナルの同記事は以下のように伝えていた。

《イラン政府は自国内でのウイルス感染が顕著となった二月一日、イランと中国との航空便を禁止した。ただし革命防衛隊とつながりのある「マハン航空」だけは例外とし、中国との往来便の飛行を許した》

《「マハン航空」は二月一日から九日までの間にイラン・中国間で合計八便を飛ばした。それらの航空機にはイラン政府の高官や国会議員を含む要人が多数、乗っていて、つぎつぎにコロナウイルス感染が確認された》

当記事はこんな驚くようなイラン、中国の密着ぶりを伝え、その密着こそがイラン側に国会議員二十人以上、閣僚数人の感染者を出した直接の原因だと断じていた。

しかも感染者のなかには最高指導者ハメネイ師の顧問モハンマド・ミルモハマディ氏までが含まれ、同氏は死亡したという。

さらに国営イラン通信は二月二十七日、女性指導者のマスーメ・エブテカール副大統領も新型コロナウイルスに感染したことを公式に発表した。

まるでイランの政権の最高指導層すべてが中国発のウイルスに感染してしまったという

感じなのだ。やはりなんといっても、イランと中国との政権のトップレベルでの交流の深さを悪い方向に映し出してしまった稀有の現象だったといえよう。

韓国は封じ込めに成功したのか

さて次に韓国の実例をみよう。

韓国での新型コロナウイルス感染の変遷は、三月下旬の時点では全世界から前向きな意味で注視されたといえる。

韓国は早い時期には中国に次ぐ世界第二の多数の感染者を出し、爆発的な拡大をしばらく続けながらも、その後、その広がりを防ぐことに成功したようにみえるからだ。

つまりいまの韓国は、国際的な模範のような優等生ともみなされているのである。とはいえ、その韓国での感染がまた再びその人数を急増させないという保証はない。なんとも予測のつかないのが、このウイルスの恐ろしさの一つなのである。

しかし韓国が自国内の感染者を文字どおり火山の噴火のように激しく増やしながら、わりに短い期間にそれを抑えたようにみえるという現実には素直に敬意を表し、そこから得られる教訓は得るべきであろう。

だがそれでもなお韓国での初期のウイルス感染者の急増も、これまた直視し、重視すべきである。日本と似た状況でもあったからだ。

韓国での感染者数の増加の動きは以下のようだった。（　）は死者数の合計、いずれもその日までの累計の人数である。

一月二十一日　一（〇）
二月一日　一二（〇）
二月二十一日　一〇四（三）
二月二十四日　八三三（八）
二月二十九日　三一五〇（一七）
三月七日　七一三四（五一）
三月十五日　八二三六（七六）
三月二十三日　九〇三七（一二〇）

以上の数字の上昇をみると、最初の感染者が出た一月二十一日からの一ヵ月ほどは、きわめてゆっくりとした感染者の増加ぶりだった。だがその後の三月上旬になると、あっと驚くほどの急上昇だったのだ。まさに爆発的な広がりだった。

ちなみに韓国で感染の急増加が始まった三月七日の日本の状況をみると、その時点までの合計の感染者が三百五十五人、死者が六人だった。つまり韓国はこの時点で日本にくらべ感染者数で二十倍という勢いだったのだ。

だが韓国での感染は三月中旬以降、きわめてゆるやかな上昇カーブとなったのである。

韓国の国内で最初に新型コロナウイルスの感染者が発見されたのは一月二十日だった。仁川国際空港に前日に着いた三十代の中国人女性が発熱や悪寒を訴え、病院で治療と検査を受けたところ、武漢発の新型コロナウイルスの保持者と判明した。

この女性が乗ってきたのは中国南方航空CZ6079便だった。武漢から仁川までのノンストップ便である。飛行時間は三時間たらず、女性は武漢の住民だった。

一月二十日ごろの武漢といえば、まさにコロナウイルス大拡散の真っただ中にあった。その武漢からまっすぐに韓国の仁川へと飛んできた中国人女性がウイルスに感染していたとしても、決して不自然ではないだろう。

問題は、そうした感染者が自由自在に韓国に入国できたという点なのだった。

一月二十四日に発見された韓国第二号の感染者も武漢からきた人物だった。五十代の韓国人男性で、武漢市で働いていて、そこからソウルの金浦国際空港に飛んできた。

一月二十六日に感染が確認された五十代の韓国人男性も武漢市からの帰国だった。

一月二十七日に感染が確認された五十代の韓国人男性もまったく同じルートでの帰国だった。武漢市で仕事をした後、武漢から直行便での韓国入りだった。

このように韓国での一番目から四番目までのウイルス感染者は、みな「武漢→韓国」というルートだった。この点では日本とまったく同じだったのだ。

文在寅大統領も中国に忖度した

さて、そこから先の対応も韓国の文在寅大統領は日本の安倍晋三首相と似ていた。

一月二十三日には中国政府が武漢を封鎖した。WHOも武漢の感染拡大がグローバルな感染につながるという警告を発した。

一月の末、正確には三十日と三十一日、中国との人の往来の多かった諸国がコロナウイルスの自国への侵入を防ぐために、中国からの入国者を拒む措置をつぎつぎにとり始めた。

アメリカ、オーストラリア、さらにはもっと中国に近いモンゴル、ベトナム、北朝鮮、ロシア、台湾、フィリピンなども中国全土からの渡航者の自国への入国を禁じるようになった。もっと近い地域では香港やマカオも同様にしていた。

中国の近隣諸国でその措置を取らなかったのが唯一、韓国と日本だったのである。

韓国では文在寅大統領自身がはっきりと中国からの入国者の阻止に反対していた。

このあたりの韓国での実情について韓国系アメリカ人の著名な女性ジャーナリストのスキ・キム記者がアメリカの雑誌「ニューヨーカー」三月四日号に詳細な報告を書いていた。

その要点は以下だった。

《中国政府が武漢市を閉鎖してから三日後の一月二十六日、韓国医師会は文在寅政権に対して中国全土から韓国への旅行者を臨時緊急措置としてすべて入国禁止にすることを要請した。だが文政権はこの要請をはねつけた》

《韓国医師会の崔大集会長は「この時点で韓国での感染者はすべて中国から入国していたことが証明されており、中国からは毎日平均七万人が韓国に入ってきていたのだから、その入国を止めることが緊急に必要な防疫対策だった」と語った》

だが、文政権はそれでも動かなかった。情勢が深刻になり、やっと動いても中国全土からの入国禁止の措置はとらず、湖北省にいた人たちだけを入国制限の対象とした。文政権はやがては各国に従って、中国からの全面入国禁止というところまでいくが、もう大量感染がすでに国内で起きていた。

スキ・キム記者の報告はこのあたりについてさらに次のように伝えていた。

《文在寅大統領は中国に対しての遠慮から当然とるべき防疫措置をとらなかった。この点は安倍晋三首相と似ていた。文、安倍両首脳とも今年春には中国の習近平国家主席を自国に招く計画があったのだ》

《文大統領にとっては中国は経済的にも貿易一般や観光面でも、とくに大切に対応せねばならない相手であり、そのうえに習主席への政治的な配慮があった。だから湖北省からの韓国への入国の禁止というのも、もう同省からの旅行者は事実上、いないことを知っての国内向けジェスチュアだったのだ》

その「湖北省からの入国禁止」という措置は安倍首相もとっていた。キム記者のこの報告は、中国への忖度という点で文大統領も安倍首相も同じだと述べていたのである。

韓国のこのような中国に対する遠慮についてはアメリカの研究者からも内幕暴露のような報告があった。

韓国の文在寅政権がコロナウイルス感染防止のために、中国からの入国者を制限しようとしたところ韓国駐在の中国大使から強硬な抗議を受けて、その制限を止めたことが韓国内での爆発的な感染を招いた——。

こんな見解がワシントンで公表された。

この見解はアメリカの政治外交週刊誌の「ワシントン・エグザミナー」二月二十七日号に掲載されたデービッド・マックスウェル氏の論文で明らかにされた。

同氏はワシントンのシンクタンク「民主主義防衛財団」（ＦＤＤ）の上級研究員で韓国の外交や防衛、中韓関係の研究を専門とする。

同論文は「中国の政治闘争戦略がコロナウイルスで打撃を受ける」と題されていた。

同論文は中国共産党政権が周辺諸国や国際機関に威圧や強制という手段で政治的な圧力をかけて、自国の利益を拡大する戦略について批判的に分析し、中国政府がそのために実際に他国や国際機関にどんな具体的対応をしたかを報告していた。

同論文は中国政府の韓国に対する言動について以下のように述べていた。

《一月から二月にかけて「武漢コロナウイルス」の感染者が韓国の国内で多数、出始めたため、文在寅政権は中国から韓国への入国者の規制を検討したが、その過程で韓国駐在の新任の邢海明《けいかいめい》大使が規制するなという中国政府の強い意向を文政権に伝えた》

《邢中国大使は韓国政府に対してＷＨＯの当初の「コロナウイルスの感染はまだ中国内外の旅行規制を必要とするところまで拡散していない」という勧告を自国の主張の根拠として使った。だがＷＨＯのテドロス事務局長はエチオピアの保健大臣時代から中国の強い影響下にとりこまれ、今回も中国の言いなりだった》

《中国は韓国に対してそのＷＨＯの権威を利用して、武漢ウイルスの実態を隠し、圧力をかけたため、韓国政府は中国からの入国者の規制には踏み切れず、そのことが韓国内での爆発的なコロナウイルスの感染拡大の主要な原因となった。韓国は中国以外では世界最大の感染者を出し、過度の犠牲を払うこととなった（ただしその後の韓国での感染者はあまり増えなかった）》

マックスウェル氏は同論文でこのように中国政府のコロナウイルス感染に関する言動、とくに韓国政府の中国からの旅客の入国の規制や禁止の阻止の動きについて批判的に報告していた。

相互に入国規制をした中韓の愚劣

中国と韓国の間ではその後、韓国内のウイルス感染者が増すにつれて、それまでとは反対に中国側が韓国から中国に入国する旅行者を規制するようになった。

韓国側はこの動きに対して二月二十六日、康京和外相が中国の王毅外相に中国側の一部地区政府が韓国からの旅行者の入国を拒否したり、隔離措置を取ったりするようになったことに対して、その停止を要請した。

これは皮肉な展開だった。

なぜなら中国で発生したウイルスが韓国に運ばれ、韓国側が防疫のため、中国からの韓国入国の禁止を試みて、中国側から反発され、感染者の入国を許し、こんどは一転して、中国が韓国からの入国を拒む、という話だからだ。

こんな奇異で倒錯した現象が起きたのである。


韓国では二月下旬から三月上旬にかけてコロナウイルス感染者がどっと増えた。ものすごい勢いの急増だった。

新規の感染者の多くは韓国南東部の大邱市で出ていた。その大多数は大邱市内にある宗教団体の「新天地イエス教会」の信者たちだった。この教会だけで数日間に二百人ほどが感染と診断された。明らかに韓国で初めての集団感染だった。

大邱市の市内での感染はまたたくまに周辺の地域にも広がっていった。新天地イエス教会は中国の武漢にも支部があった。その支部と大邱市の本部の教会とは交流があった。またまた発生源と感染先の「武漢→韓国」という経路がはっきりとした。

だが大邱からの感染の広がりは激しかった。

韓国全体で数十、数百という水準だった感染者が三月に入ると、数千という次元に跳ねあがった。八千人、九千人という合計の感染者数となったのである。

この爆発的な勢いは韓国全体に激しいショックを与えた。文政権も衝撃に揺らいだ。民間や野党はいっせいに文政権の防疫対策の不備を攻撃した。

さすがの文政権も国家の危機、社会の危機とみて、全力を投入してもこのウイルス拡大を阻止するという構えをみせた。その結果、三月中旬以降の感染者増加を示すカーブはきわめて緩やかになってきたのである。

この韓国の感染者数の急増の停滞は、国際的に目立つことになった。ちょうどその時期にイタリアやスペイン、フランス、そしてアメリカという欧米諸国が軒並みに感染者の爆発的な急増を示していたからだった。感染者の数の伸びがほとんど止まったかにみえる韓国の例が異端として注目を集めたわけだった。

この韓国が少なくとも当面みせた防疫策の成功についてはニューヨーク・タイムズ三月二十四日付のソウルやニューヨークからの報道記事が次のように伝えていた。

《韓国政府はコロナウイルス緊急対策として感染検査の大規模な実施を進めた。政府は民間企業に特別の命令を出して検査器具セットの緊急製造を求めた。その結果、全国で一日に十万セットが製造されることになり、次の二、三週間に韓国全土で通算三十万回のコロ

ナウイルス検査が実施された。この検査回数は国民一人当たりで数えると、アメリカの四十倍になる》

この検査の徹底は感染者を増やさないためには非常に重要なのだとされる。検査で早期の感染者や潜在的な感染者を多く発見すれば、それらの感染者による、さらなる感染の広がりを防ぐことができる、というわけである。

また同記事は韓国政府がとった他の措置についても述べていた。

《韓国政府は感染の爆発的広がりを国家の重大危機と認識して、まず集団感染の大邱市全体に隔離に等しい措置をとるとともに、全国民に他者との接触を断つことを勧め、新たな感染者が出ると、その接触経路を徹底して調査するようになった》

《また新感染者についての情報をすぐに多数の民間一般人にも伝え、その患者との接触の有無を報告させるようにもした。一部の感染者には政府当局がGPS(全地球測位システム)を持たせて、追跡までするようになった》

ニューヨーク・タイムズのこの記事は、韓国では当局主導のこうした措置の結果、感染に注意する公衆意識が高まり、感染症の抑止につながったと総括していた。

いまのところ韓国は防疫面で国際的な模範となった感じなのだが、なお世界全体での感染の猛烈な広がりは予断を許さない。韓国がいつまた大感染に襲われるのかは、保証の限りではないわけだ。

だがそれでもなお韓国が三月末の現時点で他の国から手本にしたいと告げられるほどの評価を得たことは事実である。

アメリカが震撼した夜

世界が一夜にして変わってしまった――。

こんな表現が決して誇張ではないほどアメリカの首都ワシントンの空気は激変してしまった。激変をもたらしたのは、いうまでもなく中国に端を発した新型コロナウイルスの感染症である。

中国発のコロナウイルスはついに超大国のアメリカを襲ったのだ。

しかも三月末の現時点ではアメリカでの感染者の増大は、これまでのいかなる想像をも超える超スピードである。

正確には感染が広がるというよりも、これまで表面に出なかった多数の感染者の存在が

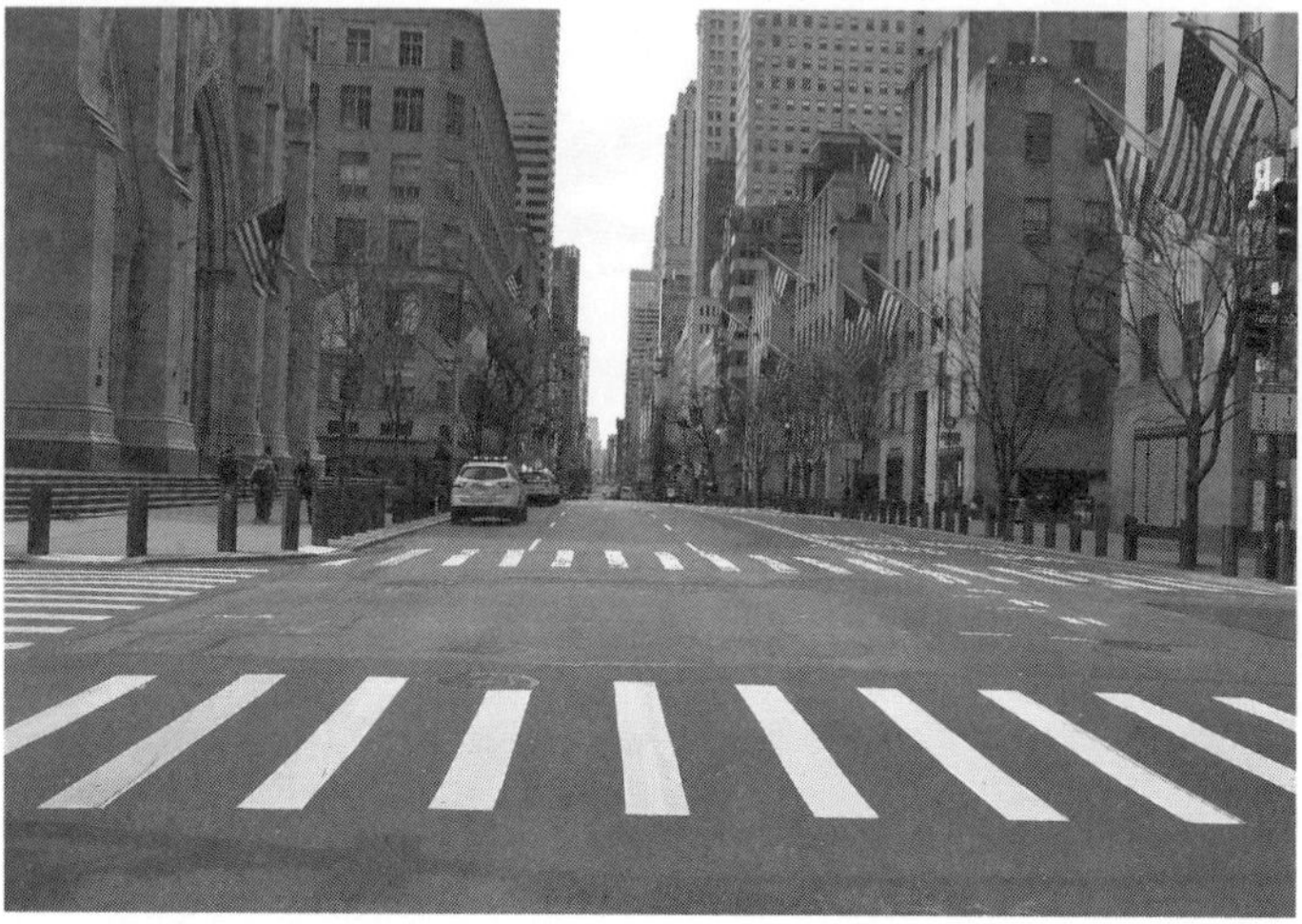
アメリカ最大の被害を受けたニューヨークでは人が消えた

どっと浮上してきた、ということだろうか。

その結果としてアメリカ全体の変化は恐るべき情況である。

世界最多数の感染者を抱える国となったのだ。三月二十九日現在で感染者は十三万七千四十七人、死者が二千四百人ほどとされた。

ちなみに同じ時点での全世界の感染者が七十二万百十七人、死者が三万三千三百八十一人だった。アメリカ一国で全世界の感染者の五分の一弱となってしまったのだ。

ただし繰り返しとなるが、国別の感染者数はその国でコロナウイルスの検査がどの程度、実施されているかによる。その点、アメリカでは国民一般の間で検査を受ける人の数が急上昇していた。

ワシントンで取材活動を続ける私にとって、アメリカが中国発のコロナウイルスに対して新たにとった多数の措置は、まるでサイエンス・フィクションの映画をも思わせるほどドラマチックだった。

私のワシントン在住は通算すれば三十年ほどと、ものすごく長いが、こんな異常事態はみたことがない。いや想像したこともなかった。

トランプ大統領は三月十三日、国家非常事態を宣言したのだった。

ホワイトハウスでの記者会見でトランプ大統領はコロナウイルスのアメリカ国内での急拡大を「戦争状態」とも呼び、みずからを「戦時の大統領」とも形容した。アメリカ合衆国が官民をあげて、この目にみえない敵と戦う、というのである。

私自身の体験をさらに伝えよう。

ワシントンからみるアメリカが、そして世界が一夜で変わったようだと述べても、それほど誇張ではない。私自身の自然な感覚としては、そうだった。

ほんの数日の間に想像を超える変化が起きた、という表現ならば、むしろ控えめなくらいである。

つい一週間ほど前までのアメリカはコロナウイルスの感染者も少なかった。しかも国内での北西部の西海岸ワシントン州だけに集中しているという感じだった。だから東海岸の首都ワシントンではウイルスの影響は国政の動きでも、日常の生活でも、ツユほども実感できなかった。

ところがその日常が三月上旬になってから少しずつ、しかし着実に一定方向へ変わり始めた。そしてそのスピードが一気に上がったのである。

まず首都のワシントンDCで初めての感染者が出た。三月七日のことである。都心部のジョージタウン地区にあるキリスト教会の牧師だった。だからその教会で信徒たちとの多数の接触があった。

連邦議会でも上院議員のなかに感染者が出た。議会関連の一部の公聴会や集会が中止、あるいは延期となり始めた。全米での感染者が日に日に増して、首都での大学や劇場での集いもキャンセルされるようになった。

首都の風景、いや、なによりも雰囲気が変わっていった。

私自身もつい一週間前までは日本の友人知人に「コロナウイルスの脅威を感じさせない、マスクのない世界は快適です」などと自慢げに伝えていた。ところがその状態があっというまに、変わってしまったのだ。罰が当たったのだろう。

手遅れだった入国禁止措置

この変化を公式に決定したのは、前述のように三月十三日のトランプ大統領による国家非常事態宣言だった。

ホワイトハウスにウイルス対策本部長のペンス副大統領はじめ医療専門家や民間主要企業のトップをずらりと並べて、種々の緊急対策を明らかにしたのだった。

民間のビジネスを重視するトランプ大統領らしいスタート方法だった。主要なアメリカ大企業の社長たちを自分のチームに招き入れた形で、官民合同のコロナウイルス一大対策組織を旗あげしたのである。

だが一連の対策のなかで、まず顕著なのはウイルス感染の疑惑のある人たちのアメリカ入国の禁止だった。

正確には入国禁止の徹底といったほうがよいだろう。アメリカはすでに中国からの外国人の入国を全面的に禁止していたからだ。トランプ政権がこの十三日に国家非常事態の宣言とともに発表したのは、アメリカと絆の太いヨーロッパ諸国からの入国を三十日間、全面禁止にするという措置だった。アメリカ人はヨーロッパから本国へ戻れるが、その場合でも二週間は隔離されるという。

ヨーロッパではイタリアだけでなく、スペイン、フランス、ドイツなどでもウイルス感染者が激増してきたことへの思い切った対策だった。

トランプ大統領は当初の発表では、入国禁止の対象にイギリスを含めていなかったが、ちょうどその時期にイギリスでの感染者が急増したため、すぐにイギリスも締め出し措置に含めることを明らかにした。

もっともこの入国禁止措置も少なくとも中国に関しては不成功、あるいは手遅れだった。中国から入ってきた感染者たちがアメリカの各地で結果としてウイルスを広めるという現象はすでに加速的に速まっていたのである。

アメリカの場合、この広がりの速さが驚くほどだった。

私が住むワシントンDCでは前述のように初の感染者が報告されたのは三月七日だった。その時点で隣接のメリーランド州とバージニア州のそれぞれ一部を含めてのいわゆるワシントン首都圏では、メリーランド州に三人、バージニア州に一人、感染者が出ていただけだった。

つまり首都圏では感染者は合計五人だったのだ。ところがそれから十八日後の三月二十五日の時点では同じ首都圏の感染者はなんと一千人を超えてしまった。

その内訳はワシントンDCが二百三十五人、メリーランド州が四百二十四人、バージニア州が三百九十二人、合計千五十一人だった。二百倍以上の異様な増加なのである。

この急増ぶりはアメリカ全体でも同様であり、ニューヨーク州ではもっと激しかった。

まずはアメリカ全体のコロナウイルス感染者の過去二ヵ月ほどの増加をみよう。（）のなかは死者の人数、いずれも累計数である。

一月二十一日　一（〇）
二月二十日　一四（〇）
二月二十九日　二四（一）
三月五日　一七五（一一）
三月八日　四九五（二二）
三月十一日　一二〇三（三八）
三月十三日　二一六〇（五〇）
三月十七日　五六五六（九六）
三月十八日　七九九九（一一八）
三月二十八日　一〇一六五七（一五八一）

このように三月中旬から下旬にかけて異様な増加を示したのだ。そしてさらにまた爆発的な拡散を続ける。ショッキングな大増加だった。

アメリカのコロナウイルス感染者は三月二十五日には六万五千七百七十八人に達した。死者は九百四十二人だった。そしてその後も増え続けた。

同じ三月二十五日に世界全体をみると、感染者の総計が四十六万七千五百九十四人、死者が二万千百八十一人だった。

感染大国になったアメリカ

アメリカは感染大国となってしまったのだ。

そのアメリカで最初の感染者となったのは、一月二十一日に西海岸のワシントン州で確認された三十代のアメリカ人男性だった。仕事で中国の武漢に滞在して、アメリカに戻ったところ、ウイルス感染が判明した。

一月二十四日にイリノイ州のシカゴ在住の六十歳代の女性の感染が確認されたが、この人物も武漢からアメリカに帰国したばかりだった。

ここでも「武漢→アメリカ」という感染経路が確認されたのだった。

三月下旬となると、アメリカ全体の感染拡大の中心地はニューヨーク州となった。しかも大都会のニューヨーク市での爆発的な拡大がものすごくなった。ヨーロッパやイランから入国、あるいは帰国した人たちの感染例が目立ってきた。

三月二十五日の時点でニューヨーク州の感染者は三万人を超え、死者は三百二十五人となった。そのうちニューヨーク市だけで感染者が二万人を超え、死者が二百八十人だった。ニューヨーク州だけで全世界の感染者の七％を占めるという危機となった。

ニューヨーク州のアンドリュー・クオモ知事は連日、地元の住民たちに危機を訴え、外出を自粛することを求めている。医療面でもコロナウイルスの検査を増し、拡散を防ぐことに必死になっている。激増する患者で満員に近い地元の医療施設の苦境を訴える。

クオモ知事はトランプ大統領にも支援を求め、連邦政府と州政府との協力を進めている。

六十二歳のクオモ知事は有能な弁護士から政界へ進出した。父親もニューヨーク州の知事だった。ただし民主党員であり、共和党のトランプ大統領とは基本の政治スタンスは異なるのだが、ウイルス大感染という国家的危機に直面して、両者とも連帯を保つ努力を示している。

いまのアメリカではこのクオモ知事がトランプ大統領に次いでコロナウイルス対策の第一線で国民のもっとも広範な注視を集めるようになった。

一方、トランプ政権は三月下旬にはウイルス禍で被害を受けたアメリカの国民や企業を救済するための緊急経済支援策をまとめて連邦議会に提出した。

この支援策は連邦政府から総計二兆二千億ドルという巨額の資金を提供する内容だった。その内容はウイルス感染で被害を受けた個人や家庭への直接の資金贈与に始まり、閉鎖のために所得の減った飲食店経営者、経営の悪化した各種企業、職を失った労働者への失業保険の特別補助などとされた。贈与と特別融資とが混在していた。

二兆二千億ドルといえば、日本円にして約二百四十兆円となる。日本の年間の国家予算一般会計の二倍以上という巨額である。その支援策の法案は三月二十五日、連邦議会の上院で九十六対ゼロという絶対多数で可決された。

下院でも三月二十七日に全会一致で可決された。民主党議員がトランプ大統領の推進する法案に全面賛成というのは前例がなかった。やはりコロナウイルスで被害を受けた国民の経済支援は、それだけ急を要すると判断されたのだろう。国難には党派のいさかいは止めて団結する、ということだろうか。

この法案審議は一般の商店やオフィスがほぼすべて閉まった緊急状態の首都ワシントンの議事堂内で進められた。連邦議会のような中枢の公共機関だけが機能しているのだった。

こうした展開はいまアメリカ合衆国という国家が日ごろの政治的な対立をひとまず脇に

おいて、トランプ大統領の下に与野党が協力し、コロナウイルスという前代未聞の重大危機に対処しているようにもみえる。

ただしトランプ叩きを続けてきた民主党支持のニューヨーク・タイムズ、ワシントン・ポスト、CNNテレビという一部メディアはなお大統領のウイルス対策に対しても非難を止めてはいない。

トランプ大統領の支持率が急上昇

アメリカはこの国家の危機に挙国一致の対応を保ち続けられるのだろうか。

この疑問への完全な答えはまだ出てはいないが、その一端を占う展開があった。

ウイルス対策を進める最中のトランプ大統領の支持率が急上昇したのである。しかも同大統領のコロナウイルス対策方法への支持が六〇%という意外なほど高い水準を示したのだ。これまで同大統領の防止策を批判してきた民主党側を当惑させることとなった。

アメリカのウイルス感染防止はまだ顕著な効果をあげていないのだが、ここへきてなぜトランプ支持が増えたのだろうか。

三月二十四日のアメリカのメディアはいっせいに世論調査大手機関のギャラップ社が公

表した最新の大統領支持に関する調査結果を報道した。

三月二十二日までの一週間の全米調査ではトランプ大統領への支持率が四九％と、ギャラップ社がこれまで三年年余り実施してきた同大統領に関する世論調査では最高レベルの数字を示した。

三月前半の同じ調査では支持率は四四％だったから、わずか二週間で五ポイントの急上昇となった。

同調査結果によると、トランプ大統領への支持率は共和党支持層で九二％（前回は九一％）、無党派層で四三％（前回は三五％）、民主党支持層では一三％（同七％）となった。これらの数字は中間層と民主党支持層でのトランプ支持が顕著に増えたことを示した。

アメリカのメディアがさらに大きなニュースとして報じたのは、同じギャラップ社の調査でトランプ大統領のコロナウイルス対策への支持率が六〇％という高水準を記録した点だった。

その支持層別の内訳では共和党支持層が九四％、無党派層が六〇％、民主党支持層が二七％となり、とくに共和党を支持していないアメリカ国民の間でもトランプ政権のウイルス対策に賛同する人たちが多いという結果が出た。

この調査の前回から今回までの二週間はちょうどトランプ大統領が前面に出て、ウイル

トランプ大統領支持率の推移

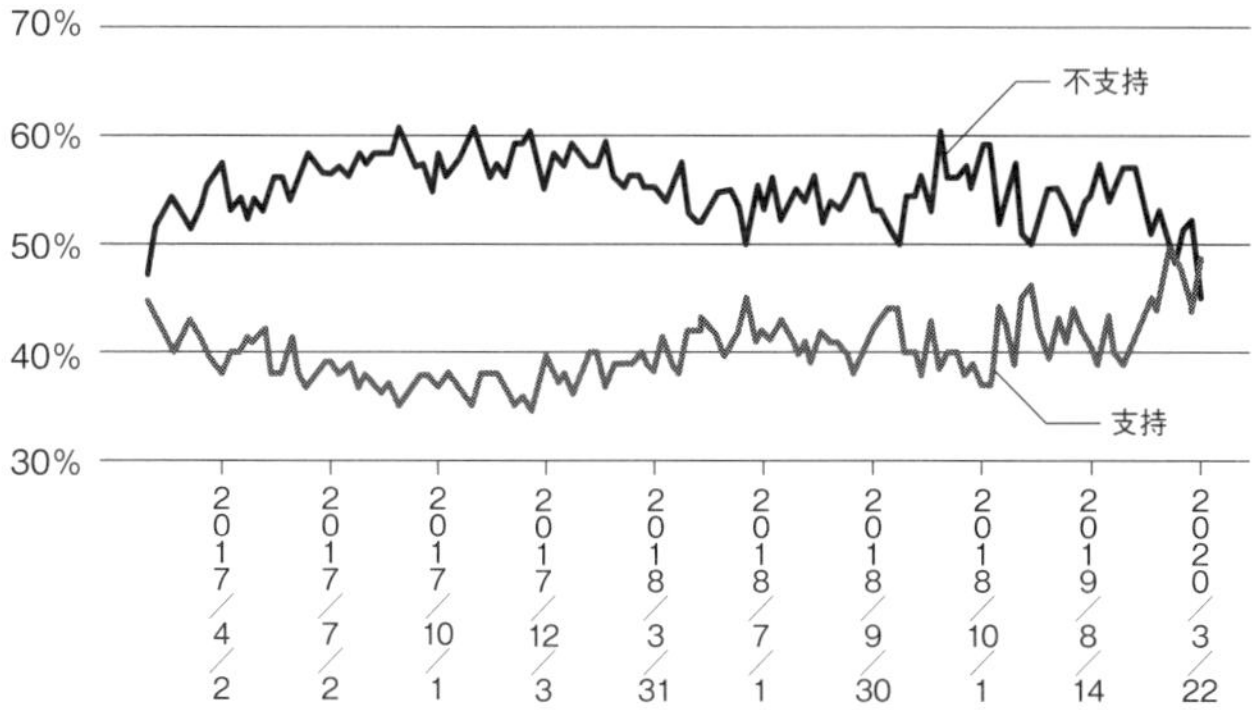

ギャラップ社ホームページより

ス対策での多様な措置を打ち出した期間だった。その間に同大統領の一般の支持が高くなったのも、このウイルス対策への支持率の高さが主要な要因になったとみるのが妥当だろう。

しかしここでわく疑問はアメリカのウイルス感染はまだ広がる一方で、トランプ政権は具体的な対策こそ連日のように打ちだしているが、その成果がまだみえていない点である。成果がないのに、なぜその対策ぶりへの支持が高いのか、である。

この疑問への答えは少なくとも二つ、考えられる。

第一はトランプ政権のコロナウイルス対策の国民へのアピールが前向きな反応を招いたという要因である。

トランプ大統領が国家非常事態宣言や集団感

染地域での隔離政策、民間企業の大幅動員、緊急経済支援策の推進など具体的な措置をとっていることは事実である。だが、その成果は明確には出ていない。

ただしその政策を国民一般に知らせる広報活動が前例のないほど大規模で頻繁となっている。ホワイトハウスからの連日の国民への報告、要請がテレビで実況中継され、一時間以上も続く。

しかもトランプ大統領は自分自身で記者団からの質問に熱心に答えるだけでなく、大統領直轄のコロナウイルス対策本部の本部長ペンス副大統領や同本部顧問のアンソニー・ファウチ医師（国立アレルギー感染症研究所所長）、同本部調整官のデボラ・バークス医師らを横に並べて、自由に答弁や発言をさせている。

これら三人の補佐役がみな複雑な課題に明快かつ懇切に、じつにみごとな解説を述べている。トランプ政権にしては珍しいこの円滑なチームワークが一般国民の好評を得ているといえそうだ。

国家の危機に一致団結する歴史的瞬間

トランプ大統領支持が高まった第二の理由は、アメリカでの国家の重大な危機には国民

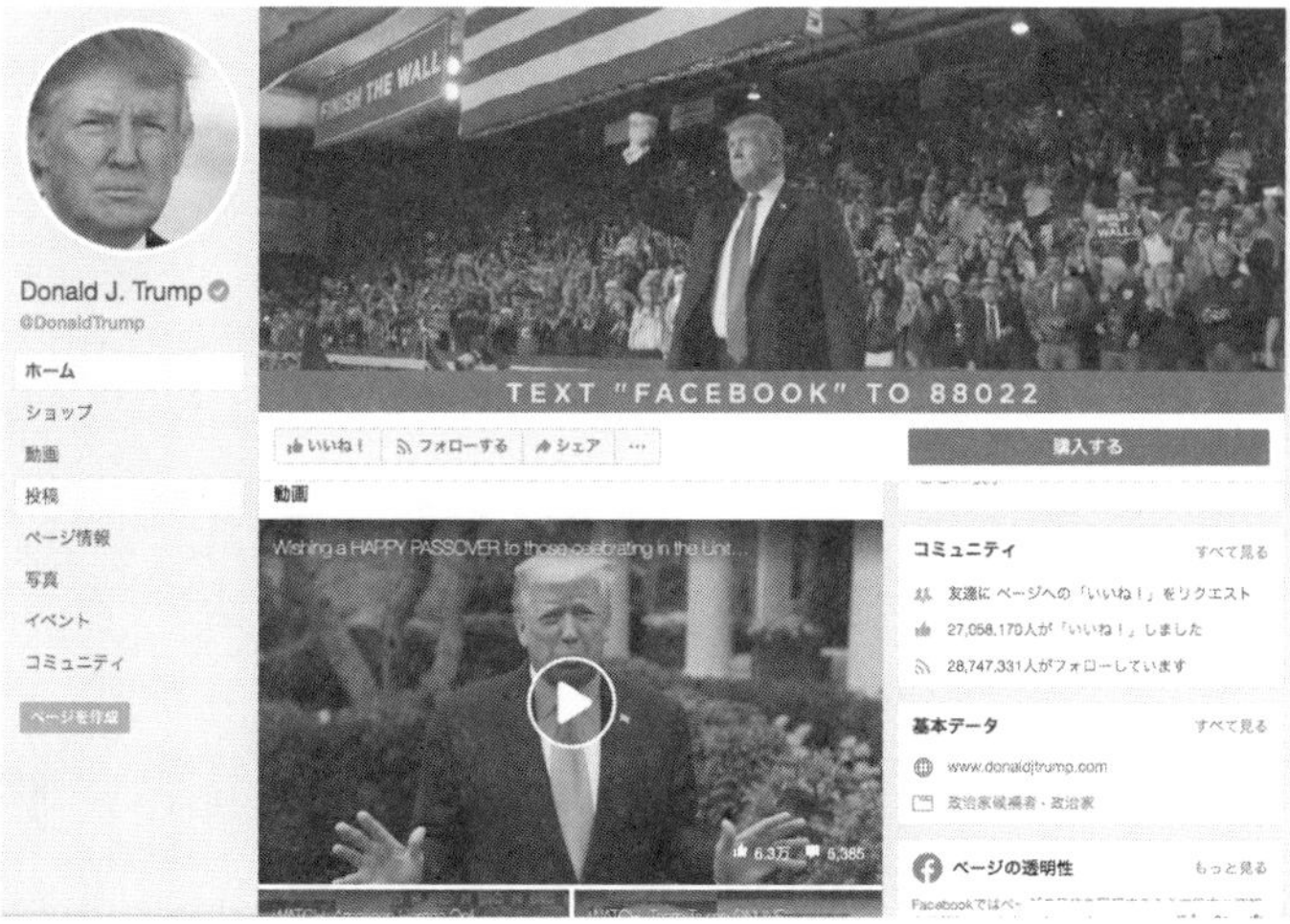

「WHOは本当に台無しになった」とフェイスブックでトランプは批難している

が一致団結する歴史的な傾向である。

私自身の体験でも二〇〇一年九月のイスラム過激派、アルカーイダによるアメリカに対する同時多発のテロ攻撃の際には、明らかにアメリカ国民は超党派で断固たる一致団結をみせた。時の大統領の下での団結だった。

このテロの際の大統領は二代目のジョージ・ブッシュ氏だった。ブッシュ大統領に対しては就任当初から批判や抗議が多かった。

ブッシュ氏は、その前年の二〇〇〇年十一月の大統領選挙で民主党候補のアル・ゴア元副大統領と稀なほどの大接戦となった。得票の計算だけでは結論が出ず、最高裁判所の判断を仰いでやっと勝者と判定されたのだった。民主党側はブッシュ大統領の正当性をなかなか認めなかったわけだ。

ところがブッシュ大統領就任から七ヵ月余りで起きたテロ攻撃でアメリカ国民数千人が一気に殺されると、その反撃には国民も野党も大統領の下で固い結束をみせたのだった。一部の世論調査ではブッシュ大統領への支持率は、数週間で三〇ポイントも高くなった。

ギャラップ社の世論分析専門家のジェフリー・ジョーンズ氏も「アメリカでは国家の危機となると、現職大統領の支持率が高くなることは歴史的なパターンであり、もっともわかりやすい例は第二次世界大戦発生時でのフランクリン・ルーズベルト大統領への驚異的な国民の支持の高まりだった」と述べていた。

とはいえ、肝心のアメリカ国内でのコロナウイルス感染の拡大はまだ止まる兆しをみせていない。トランプ大統領の対策の真価が問われるのは、これからである。

だが今回のギャラップ社の世論調査結果は、トランプ大統領の政敵の民主党大統領候補たちや民主党支持の大手メディアだけでなく、トランプ陣営自体をも驚かせたようだった。

第五章

ウイルス危機はなにを意味するのか

ウイルス危機の二つの異なる要素

さていまや人類史上でも珍しい大事件となった新型コロナウイルスのグローバルな感染拡大はこれからの世界に、そして日本に、いったいなにを意味するのだろうか。

この考察の作業に取り組むのは拙速に過ぎるかもしれない。早計に過ぎるかもしれない。なぜなら、いま三月末の時点での各国での感染者の広がりはとどまるところを知らない、という感じだからだ。

とくに私がこの報告を書いているアメリカでは連日、感染者が奔流のように増えている。ニューヨーク市がもっともその増加が激しいが、私のいる首都ワシントンでも、さらに隣接のバージニア、メリーランド両州の一部を含んでのワシントン首都圏でも、感染者も死者も連日、右肩上がりでその数を増しているのだ。

だから「とどまるところを知らない」という表現も決して誇張ではないのである。

そのため現時点でこの危機の総括的な考察を試みることは、中途半端な作業に終わるリスクはあるといえる。

だがそれでもなお二〇二〇年一月から表面化して、すでに四月にいたる三ヵ月間の事態の展開をみるだけでも、この事件の意味を長期の視点から考えるにふさわしい側面はまちがいなくあるだろう。

さらにはこの感染事件という異常な事態からすでに得られる教訓もあるだろう。

という理由から、この章では、ウイルス大感染がいまの世界にどんな意味を持ち、こんごの世界にどんな影響を与えていくかを考えてみたい。この感染がこれからの世界情勢に、そして国際関係にどんな変化をもたらすか、である。

そして当然ながら、この大異変が日本にとってなにを意味するのか、日本はどうすべきなのか、についても自分なりの考察を試みたい。

私はこのコロナウイルス感染の大事件には二つの異なる大きな要素がからみあっていると考える。

第一の要素は中国問題である。

今回の感染は中国から起きた。その中国の特異な対応こそが感染をグローバルに広げた。だからこの感染事件の意味について、こんごの世界とか、国際秩序を展望しながら考えるとき、どうしても中華人民共和国という特殊な国家の存在にぶつかる。

その中国に対する世界各国の態度はどうなるのか。

そして中国自体は国内、国外でどのような政策や言動をとるようになるのか。

このあたりが考えるべき課題である。

第二の要素はウイルス感染対策である。

コロナウイルスの大感染という表面だけをみれば、この事件はあくまで人間とウイルスの戦いである。恐ろしい伝染性のウイルスをどう止めるかが最大の課題となる。

そのために国家はどうするべきか、国民はどうするべきか、緊急な対策を進めねばならない。

ウイルスと戦った諸国ではその結果、なにが変わるのか。

ウイルスの大感染がグローバルにどんな波紋を広げ、国際関係をどう変えるのか。

こうした課題が当然、浮かんでくるわけだ。

以上のような二つの主要な要素に分けて、この巨大な現象の意味を論考してみたいと思う。その二つが密接かつ複雑にからみあっていることは当然である。

中華人民共和国というリスク

まずは中国という要素から話を進めよう。

このウイルス大感染が一段落した時点で世界のなかでの中国は、どんな立場におかれるだろうか。

世界各国は中国をどうみるだろうか。

そして中国自体はどんな姿勢で世界に向きあっているだろうか。

こうした諸点への答えの探索こそが今回の事件の重い意味だともいえよう。

今回の事件は中国という国家の特殊性がもたらした人類の悲劇だともいえる。何度も繰り返すが、コロナウイルスは中国で発生し、全世界へ広がっていったからだ。

だからアメリカをはじめ、その被害を受けた側は当面の自国内のウイルス感染への防疫に全力を尽くしながらも、中国との過去、現在、未来にわたる関係を常に想起しないわけにはいかないだろう。

どうみても、いまのアメリカにとっても、日本にとっても、国家の根幹にツメとキバをくいこませるコロナウイルスは中国という国からやってきたのである。この国難の原因は中国から飛来したウイルスなのだ。

その意味でこの大感染は世界の各国にとって中国に対する認識に大きな変化をもたらすことになるだろう。

その「変化」はこれまでの中国への警戒や懸念を一層、増すこととなるかもしれない。

あるいは中国の強大なパワーを改めて認め、これまでの対中姿勢を融和的な方向へと変えるという「変化」になるかもしれない。

この点でやはり最重要なのはアメリカの反応だろう。

世界一の超大国のアメリカはこのウイルス事件の前から中国には厳しい対決姿勢をとるようになっていた。中国の言動はアメリカの基本の利害や価値観を否定するに等しいとして、その抑止に力を入れていた。中国も激しく反発していた。

そんな米中関係の対立構図のなかで起きたウイルス事件だった。

アメリカがウイルス拡散に際しての習近平政権の隠蔽を激しく非難し続けていることは、すでに何度も報告してきた。

この非難の姿勢は時間が過ぎても変わらないだろう。いや時間の経過、ウイルスの拡大とともに、アメリカ側でのその非難はより先鋭に、より強固に、なったといえよう。

このアメリカの態度の険悪化はたぶんに中国のその後の言動によってあおられた。

中国政府は感染の当初での隠蔽工作の非など、いっさい認めていない。むしろ逆にコロナウイルスが中国で発生した事実をも曖昧にし、否定までするようになった。

前述のように「武漢にきた米軍将兵がウイルスを拡散した」とまで述べる中国政府高官が出てきたのだ。

その一方、中国政府は自国内でのコロナウイルス感染症はもう克服できたと宣言するようになった。その克服の方法は共産党独裁政権らしい大都市の武漢の完全閉鎖という、有無をいわせぬ強硬で大胆な措置だったことを誇るようにもなった。

住民の意思とか権利をおもんぱかる自由民主主義の国家の政権には、そんな効果のある方法はとれないだろう、と示唆するほどにまでなった。

中国政府はさらに他の感染諸国の防疫を支援する構えさえ、みせ始めた。被害の甚大なイタリアに中国人医師団を送りこんで、支援にあたるようにもなった。マスクや人工呼吸器をヨーロッパの感染諸国に提供すると申し出るまでにもなった。

正体不明で危険なウイルス感染症を自国内で発生させ、大あわてだった被害国から余裕のある支援国へと立場がすっかり変わってしまったかのようなのだ。

アメリカは中国を絶対に許さない

アメリカ側では中国政府のこうした態度の豹変に、またさらに激しく糾弾を強めてきた。トランプ大統領自身はアメリカ国内のウイルス対策に全力を集中する形で、中国への非難はあえて述べることは少なくなった。習近平主席を「私の友人」などと呼び、奇妙な友好の言葉を述べるほどである。

だがトランプ大統領がその一方、今回のウイルスを「中国ウイルス」と呼ぶ点には中国非難の本音がにじんでいる。リベラル派のメディアの記者たちが「ウイルスに中国という呼称を使うのは外国嫌悪の偏見だ」などと反対しても気にもかけない。

トランプ政権のマイク・ポンペオ国務長官が公式の場で「これはあくまで武漢コロナウイルスなのだ」と強調したことも、中国側の最近の態度への明確な抗議がこもっていた。アメリカのメディアや学者たちの間でも「武漢コロナウイルス」という呼称を使う向きが増えてきた。

いまや全世界に悪影響を広げるウイルス感染症がそもそも中国の武漢で発生し、それまではそんなウイルスのまったくなかった他の諸国へ広がったという基本構図は呼称の面でも明確にしておくべきだという思考のあらわれだといえる。

アメリカでは中国のこの態度の変化をみて、中国への糾弾をさらに激しくする動きが盛り上がってきた。

中国がウイルスの発生と拡散を許し、いわば加害者の立場にありながら、こんどは被害者側に回って、しかも他国を支援する構えをみせることには若手のアジア研究学者のマイケル・ソボリク氏が手厳しい論評をしていた。

ソボリク氏は「アメリカ外交政策評議会」の研究員である。ワシントンの政治外交雑誌「ナショナル・レビュー」三月二十七日号に掲載した「中国共産党のコロナウイルス感染の政治的利用を許すな」というタイトルの論文で次の骨子を述べていた。

《中国共産党政権はコロナウイルスのパンデミック（世界的大流行の感染症）に関しては放火犯と消防士の両方の役割を果たしている。なぜなら武漢でのウイルスの発生に対しては隠蔽工作により、その拡散をあおって、大感染の火をつけた。そしてその後はその責任を隠して、こんどは感染の被害を受けた諸国を助けるふりをして、消火にあたる、というわけだ。アメリカの官民も国際社会もこんな欺瞞を許してはならない》

本当は放火犯なのに、いまは消防士のふりをしている、というのだ。激烈な非難である。ソボリク氏は同論文のなかで習近平政権がいかに武漢のウイルス発生を隠し、意図的とも思われる態度で、その感染の拡散を許してきたかという経緯を詳しく述べていた。

アメリカでのこの種の激しい中国糾弾は、アメリカ国内のコロナウイルスの被害が広がるにつれて、さらに高まった。その糾弾は中国政府の法的責任を追及し、アメリカ側の損害への賠償金支払いを求める、というところまでエスカレートしてきたのだった。

アメリカ議会では中国のウイルス拡散の責任を追及し、アメリカなどの各国に与えた損害への賠償金の支払いを要求するという決議案が超党派で提出された。

アメリカ議会の上院のジョッシュ・ホーリー議員（共和党）、下院のセス・モールトン議員（民主党）、エリス・ステファニク議員（共和党）ら約十人の超党派グループが三月二十四日、コロナウイルス感染症に関して中国政府の責任を法的に追及し、感染の国際的な拡散によって被害を受けた諸国への賠償支払いを求める、という趣旨の決議案を上下両院に提出した。

その決議案の要旨は以下のようだった。

《中国政府がコロナウイルスの感染の拡大や殺傷性を意図的かつ組織的にカバーアップ（隠蔽）する工作を実行するという非道徳的な決定をしたことはアメリカ国民を含む数十万の人間の死をもたらした》

《アメリカ議会は中国政府に対してその傲慢な決定が全世界にわたって生んだ有害、損失、破壊に対して、法的な責任をとって、損害賠償金を支払うことを求める》

《アメリカ議会は国際社会に対してそれぞれの国家が中国の行動によって受けた損害を数量的、金額的に測定し、中国政府からの賠償金を受け取るための法的なメカニズムを創設することを勧告する》

アメリカ議会はここまで過激な要求を中国に対してぶつけるようになったのである。

中国へ損害賠償を求める

コロナウイルスの感染でアメリカはじめ多数の諸国が受けた損害を金額で測るとなると、天文学的な数字となるだろう。それほどの巨額の資金を中国にどのような方法で払わせるかは難しい課題である。

なおこの決議案には拘束力がないが、同案に署名した一人のジム・バンクス下院議員（共和党）は強制力を持つ法律を作って、中国政府への損害賠償を法的に迫るという提案を議会ですでに明らかにした。

バンクス議員はアメリカ側が中国に実際に賠償金を支払わせる方法についての具体的な提案をも語っていた。

以下のような提案だった。

《アメリカ合衆国がコロナウイルス感染のために被った被害や犠牲への中国政府の法的な責任を明確にして、その結果としての賠償金を支払わせねばならない。その具体的な方法としては、第一に中国政府が保有する莫大な額のアメリカ政府債券の一部を放棄させる方法、第二にはトランプ政権により中国からの輸入品にこの賠償のための特別な関税を新たにかけて、「コロナウイルス犠牲者賠償基金」を設けさせる方法などが考えられる》

こうした方法の実効性はなお不透明だが、アメリカ議会にこのように具体的な中国政府への賠償請求の動きが広がっていることは注視すべきである。

アメリカ議会の共和、民主両党が一致して、この時点でここまで強硬な態度を示すことは、こんごのアメリカ全体の中国への姿勢がきわめて厳しくなる展望を示したといえよう。トランプ政権はウイルス拡散の以前から中国との経済関与を減らすことを政策目標にしていた。中国共産党政権の国際規範無視の膨張に反対するためだった。アメリカ議会もそれに同意していた。

だがこのウイルス拡大は、そのアメリカの脱中国の動きを過激なほどに加速させたのである。アメリカのこうした中国糾弾の姿勢は他の諸国にも当然、影響を及ぼすだろう。それでなくてもコロナウイルスの大感染で被害にあった諸国の中国をみる目はすでに根幹部分で変わったといえよう。

中国への関与、中国との交流が深まったからこそ、こんな感染が起きてしまったという現実がその当の相手の中国への認識を変えないはずがない。

それでなくても日本を含めての多くの国では、習近平政権が自国内での新型ウイルスの発生や拡大を意図的に隠し続けたことへの批判的な認知は確立されている。

伝染病の流行までも隠そうとする独裁政権の異様な体質への国際的な忌避や嫌悪だともいえよう。その種の対中認識は各国の国内での感染症の犠牲が多くなればなるほど、強くなるだろう。

ただしどの国でも当面は医療面での対策が最優先される。目にみえる形でコロナウイルスが国民の多くをつぎつぎに襲い、命を奪うという国家危機に、まずその病原のウイルスの拡散を止めて、国民の生命や生活への脅威を除くことがどの国の政府にとっても切迫した至上の責務となった。

だがそのプロセスで、自分たちの国家や国民がなぜいまこれほどの災禍に襲われたのか、なぜ自分たちには本来の原因のない大感染の襲来に苦しまなければならないのかを考えれば、中国という国の存在とその特徴が必ず想起されるだろう。

だからアメリカの実例に象徴されるような中国をみる目、中国に対する姿勢が国際社会では深い自省をもこめて、険しくなっていくことは確実だといえよう。

その自省には中国がいまの世界でいかに異端、異形の国であるかという認識の深化がともなうのが自然だろう。

中国を改めて見直し、考えるという対応だともいえる。

繰り返すが、いま全世界を苦しめる武漢コロナウイルスはまちがいなく中国で発生したのである。日本もアメリカもその被害者なのである。

被害を受けた国はみな自国民の命を守るために少なくとも当面、中国との人間の交流を断つという措置をとった。中国との距離の保持である。中国との関与の縮小、あるいは停止でもある。

中国自体は変革できるのか

ではこのウイルス大感染の結果、中国自身はどう変わるのだろうか。あるいは変わらないのか。

中国の経済は少なくとも当面、武漢市の全面閉鎖に象徴される社会機能の麻痺により当然、落ちこむこととなろう。

その結果、軍事に投入される国家資源も相対的に減ることになる。なにしろ国民多数の国内での移動や就業自体が大幅に制限されたのだから、総合的な国力が削られるのは自明である。

アメリカはじめ多数の国が中国との人や物の交流を縮小することも、中国経済には大きなマイナスとなって反映されるだろう。

しかも中国の国内でも武漢のウイルス発生を強権で隠しとおし、早い段階で警告を発した現場の医師の李文亮氏に懲罰を加え、死に追いこんだことに関する一般国民の習近平政権への怒りの反発はすごかった。習近平主席の独裁的な地位が弱くなるという見方も成り立つだろう。

アメリカ側ではこの点、スタンフォード大学フーバー研究所のアジア問題の権威マイケル・オースリン研究員が「この感染症拡大は習近平政権への中国内部での非難や不満を激しく広げた」と指摘していた。同研究員の見解は第二章でも詳しく紹介した。習政権のこんごを占ううえでの具体的な指摘だった。

オースリン氏はさらに以下の点を強調していた。

《コロナウイルス問題への対応は中国内部でも習近平主席の統治の失態とみられたことはまちがいないだろう。だから習主席としては国家最高首脳としての地位が揺らいだような意識もあるだろう。同時にアメリカはじめウイルス感染の被害を受けた諸国が経済面で中国へのこれまでのような依存を止める方向へ動くことも確実だから、習主席は経済停滞と

いう困難にも悩まされる》

このように習主席は内憂外患という形で難問に迫られ、中国全体としてもパワーを減らす見通しが強いことになる。

だがその一方、習近平主席は対応策としてこんご国内の引き締めを図り、対外的にも打って出る構えもみせるだろう。ウイルス感染に関して中国が発生源ではないとする政治プロパガンダを始めたのも、そうした反撃の一環だといえよう。

だがなんといっても全体としては中国が当面は力を減らし、内向きになる傾向は否定できないようだ。

対中融和の日本はどう変わるのか

ではは日本はどうなのか。

安倍晋三政権はこのウイルス拡散が起きる直前までは奇妙な対中融和の姿勢をみせ始めていた。習近平国家主席を国賓として招く計画まで進めていた。しかもその計画を武漢ウイルスの日本来襲が明々白々となった時期でもなお、変えようとしなかった。

いまの状況での中国の国家主席の国賓としての来訪というシナリオは、想像しただけでも悪夢のまた悪夢である。ウイルスの大災禍は日本側にいやでも中国との緊密な関与や交流はできないという現実を突きつけたといえよう。

安倍晋三氏は本来、中国に対してもきわめて冷徹で現実的な認識を示す政治リーダーだった。日本の政治家では珍しいほど、中国共産党政権の無法で危険な側面にも注意を払うようにみえた。その意味では国際基準にきちんと整合し、アメリカのトランプ大統領からも中国への接し方で助言を求められるほど信頼されていた。

だがその安倍首相の対中姿勢が少なくとも表面でみる限り、二〇一八年秋の中国訪問以降、変わり始めた。「中国との関係は正常になった」とか「中国とのあらゆる分野での交流を増す」という言明がその象徴だった。

この中国への融和の姿勢はコロナウイルスで根幹からの修正を迫られたといえよう。現に習近平主席の来日はキャンセルされたのである。

日本でも中国の負の部分を正面から認識して、共産党政権の独裁の邪悪性を指摘する向きは多かった。

だがその一方、そんな現実からは意図的か、無知からか、目を避けて、ただやみくもに友好を説く向きもあった。経済面での利害だけをみて、中国を日本製品の生産地あるいは消費先とだけ位置づけ、政治の側面はいっさい無視という向きもある。

だが今回のコロナウイルスによる日本の甚大な実害は、中国を少なくとも正常な国、ふつうの国として自由に交流する相手ではないという認識を日本の広範な層に植えつけたであろう。

その意味ではこの大感染の日本にとっての教訓の一つは、中国という対象への現実離れした認識の是正だろう。

たとえば、この感染が日本でも徐々に広がっていったときに、公開の場で、だれがなにを述べていたかの再点検もその種の是正につながると思う。

どんな観測や予測や意見が正しく、どれがとんでもないミスだったのか、そんな点を回顧して、点検することにも意味があろう。

そんな点検は日本での独特の内外情勢判断に光をあてることにもなる。

第三章でも紹介したとおり、日本のテレビの討論番組などで一部の識者たちは「感染を恐れることはない」とか「中国からの入国者を制限してはならない」と断言していた。結果として大まちがいの判断だといえよう。

もっと高い次元で考えれば、日本として中国とどう接するか、である。少なくとも習近平主席をこの春に国賓として招くべきだというような考え方がまちがっていたことは、期せずして証明されてしまったといえよう。

中国とはどういう国家なのかという基本の課題を改めて日本に突きつけたのが、今回のウイルス大感染でもあったのだ。

非常事態宣言は社会を変える

ではいまのコロナウイルスによる世界的危機の第二の要素として各国の感染対策という観点からの意味を論考してみよう。

もちろんこの観点も第一の中国のあり方、中国への構え方という視点と密接に関連しあっている。

アメリカも日本も自国内で感染を防ぐために必死である。その必死な努力は第一義的には医療対策となる。その効果的な実施には政治もからんでくる。だがそこでは当面は「中国」という要素を脇においてもよいことにもなる。

アメリカでも日本でも通常とは異なる事態が生まれた。アメリカではすでに国家非常事態が宣言された。そんな事態はアメリカという国のあり方、そしてその国が世界の他の諸国と接する外交のあり方までを変えていく。

この点こそが感染対策という観点からの、このウイルス大事件の意味である。

ではまずアメリカでの最新状況を改めて紹介しよう。

私のいまいる首都ワシントンは三月末には中心街もゴーストタウンとなってしまった。連邦の政府と議会以外の施設がいっせいに閉まったのだ。飲食店はとくに厳格に閉鎖された。といっても基本は自主的な措置である。

ワシントンの中心部を車で走ると、ホワイトハウスの周辺も人影はない。日ごろにぎやかなKストリートも週日の昼なのに、人も車もかき消されたようだった。穏やかな陽光の下での無人街の光景は奇妙な緊迫を高めていた。

そんな異様な環境で暮らす人たちのいまの生活標語は「ソシアル・ディスタンシング（社会での距離保持）」である。他者との間に必ず物理的な距離をおくという防疫策の基本のわけだ。だれかに近づけば、コロナウイルスを移される危険があるから、というのである。

そもそも親しい友人であっても近づいてはいけない人間関係とはなんだろう。いかに防疫面だけでの臨時の措置とはいえ、その不自然な状態が何週間も続くのである。この一事をもってしても人間関係や社会の動きが大きく変わっていくといえるだろう。

こんな首都の異様な状態が本来のアメリカに影響をあたえないはずがない。社会を変えることが避けられない。

国家としての異様な状態は、その国の対外的な政策や関係をも変えるだろう。アメリカだけでなく日本やフランスやイタリア、韓国というような多数の諸国が感染防止のために、そうした異様な措置をとれば、世界全体の変化にもつながっていくだろう。

実際にワシントンではコロナウイルス感染による世界の変化という論題が熱心に語られるようになった。そのウイルス感染の爆発的な広がりがアメリカという国家の土台を連日、揺さぶるという危機のなかでの論議だった。

学界、メディア界、さらには国政の中心舞台である連邦議会で、いまの大異変で世界がどう変わるのかの議論が熱を帯びてきたのだ。

人類の歴史でも珍しいこの大事件がこんごの世界をどう変えていくか、だった。

同じ感染で社会の機能が半身不随となってきた日本にとっても気になる論題であることはいうまでもない。

ワシントンでの多様な論者たちにまず共通するのは「ウイルス大感染が一段落した後の世界は、もう決して以前のような世界には戻らないだろう」という前提だといえる。

グローバル化とサプライチェーンの後退

ではなにがどう変わる、というのか。

アメリカ側の各界の識者たちの広範な予測は、だいたい二つの大きな変化にまとめられる。るようだ。

一番目は世界のグローバル化の大幅な後退である。

グローバル化とは国と国との間で人、物、カネが国境を越えて自由に動くことだとされる。その流れがこれまで世界にもたらしてきた実益は図りしれない。

だがその一方、中国からの全世界へのウイルスの感染拡大も、そのグローバル化の異端な産物だった。危険なウイルスに感染した人間が他の国に渡ってそれを広めたのだ。

グローバリゼーションあってこそのウイルスの一国から他国への伝播なのである。

となれば、諸国間の人の往来に規制がかかるのは自明である。いま世界の各国が自国民を守るために外国からの入国者を止めているのは、まさにグローバル化への逆行だろう。みな自国民の命を守るための緊急の不可避の措置だった。

その結果、グローバル化は少なくとも当面、大きく後退することになる。

ワシントンで活躍する政治外交評論家のマイケル・バロン氏は「これまでのようなグロ

ーバル化はもう復活しない」とまで断言した。

同氏は以下の点を強調していた。

《アメリカにとってのこれまでのグローバル化はコスト計算が基礎だった。アメリカで製造や生産するより外国でそうすれば、廉価ですむという計算だった。その前提には開かれた国境という概念があった。だが今回のウイルス感染は開かれた国境がとてつもなく高いコストを押しつけてくるという教訓となった。こんごはグローバル化も選別的になることはまちがいない》

そもそもトランプ大統領は選挙公約にもはっきりとグローバル化への反対をうたっていた。グローバリゼーションには明確に背を向けて、主権国家の重要性を強調した政治リーダーなのである。

だからウイルス大感染は期せずして、トランプ大統領の政策を強化する効果をもたらしたともいえる。同大統領の持論である国境の壁を高くする作業がいま多数の国家の政府によって必死に実行されているのである。まさにグローバル化の後退だろう。

その結果、経済面でのグローバルなサプライチェーン（供給連鎖）も内向きの縮小が予測されることとなる。このサプライチェーンの変化の可能性は日本でもとくに関心が高い。

トランプ政権のウィルバー・ロス商務長官は「このウイルスの拡散は雇用を北米へ戻すことを加速させる」と述べて批判された。かりにも多数の国民を苦しめる感染症を、アメリカの雇用を増すプラスの出来事として描写したことの不謹慎さを非難されたわけだ。

だがその一方、今回のウイルス拡大がこれまで中国へ、中国へと流れていたアメリカ国内の生産活動の移動を元に戻す効果があることは確実である。

トランプ政権はウイルス拡散の以前から中国との経済関与を減らすことを政策目標にしていた。中国共産党政権の国際規範無視の膨張に反対するためだった。

このウイルス拡大はそのアメリカ主導の脱中国の動きを加速させ、中国に重点が移りかけていた全世界のサプライチェーンまでにも正面からブレーキをかける結果を招いたのである。まさにグローバリゼーションの経済面での縮小だった。

すでにコロナウイルスの感染者が多数、出たイタリア、イラン、韓国などという諸国も多様な方法で中国との関与や接触を断つ方向への措置を取り始めた。グローバル化への逆行である。

日本にとっても中国にかかわるサプライチェーンは改めての再考の対象となった。こんごその実態が縮小の方向へと動くことは必至だといえよう。

中国依存度の高い日本企業20

依存度順位	銘柄名	業種	売上高の中国依存度（%）
1	TDK	電気機器	53.0
2	ネクソン	情報・通信	52.4
3	村田製作所	電気機器	50.4
4	シャープ	電気機器	43.8
5	フォスター電気	電気機器	38.9
6	FUJI	機械	38.0
7	NOK	輸送用機器	36.0
8	太陽誘電	電気機器	35.1
9	日本ケミコン	電気機器	34.2
10	メイコー	電気機器	34.1
11	明和産業	卸売業	33.7
12	アルバック	電気機器	33.0
13	ユタカ技研	輸送用機器	32.8
14	ピジョン	その他製品	31.8
15	ヒロセ電機	電気機器	31.7
16	ローム	電気機器	29.2
17	住友精化	化学	29.1
18	ニコン	精密機器	28.2
19	丸文	卸売業	27.4
20	SCREEN HD	電気機器	27.4

※対象は連結売上高1000億円以上の製造業。決算期を変更した会社は除いた。対象決算期は2018年12月期〜19年9月期。地域別売上高の開示を基に作成。中国依存度は中国、中華人民共和国、中華圏など中国そのものまたは中国が中心と想定される地域名の開示の売上高を連結売上高で割って算出。株価騰落率は1月20〜28日のもの。財務データはゼブラル提供。順位は少数第2位以下を加味している。HDはホールディングスの略。　ダイヤモンドオンライン調べ

国家主権のあり方とEUの無力

ウイルス大感染が世界に及ぼす変化の二番目は、国家主権の役割の拡大である。

コロナウイルスの被害にあった国はどこでもその国の政府、つまり主権国家自体がその対策の責任を負った。

世界保健機関（WHO）も国連も頼りにはならなかった。グローバル化の象徴ともいえる国際機関は今回、なんの役にも立たなかったのである。

いや、むしろ中国の手先のような事務局長に動かされたWHOは虚偽情報の拡散を助け、結果として感染を広げる負の役割を果たした。

どの国でも結局はその国の中央政府が防疫の主体となった。主権国家の政府が主権を発揮するということである。その主権も国家も政府も、民主主義国であれば、みな国民の手中にある。だが危機に直面した国民は主権国家の政府の命令に従うことになる。政府はその責任を果たそうと努力する。どの国でもこんな事態の展開となった。

どの人間集団でも生存を脅かされれば、救いを求める対象はその集団の属する主権国家の政府だという現実がより顕著になったわけである。

その人間集団の危機を国際機関は救ってはくれない。各種のNGO（非政府機関）にも依存はできない。結局は自分の国の政府なのである。

グローバリゼーションの派手な旗印のなかで、時にはその影を薄めてきた主権国家が本来の役割や責務を果たそうとする光景は当然とはいえ、かえって新鮮にも映る。病み苦しむ国民を救うのは、やはり政府なのだという単純な現実だともいえた。

私自身のワシントンでの体験でも、二〇〇一年九月十一日の同時多発テロの後にそんな光景を目撃した。

イスラム過激派テロ集団のアルカーイダの攻撃でニューヨークの世界貿易センターが破壊されて三千人もが殺され、首都ワシントンでも至近距離の国防総省の巨大なビルにハイジャックされた別の旅客機が突入して百人以上の死傷者が出た。

そんな危機のなかで、ワシントンでもさまざまな未確認情報が渦巻き、「次は細菌兵器でのテロ攻撃が始まる」という話も市民をさらなる恐怖へと追いやった。

そんなときに当時のニューヨーク市長だったルディー・ジュリアーニ氏が全米向けに心配するなと呼びかけた。そして「なにが起きても連邦政府があなた方を守る。もし毒性の細菌が国内に流れれば、まず連邦政府の管轄下の各地の保健所やＣＤＣ（疾患管理予防センター）が必ず最初に対処する」と述べたのだった。

いまから思えば当然のことだったが、当時はこの「政府が国民を守る」という単純な言

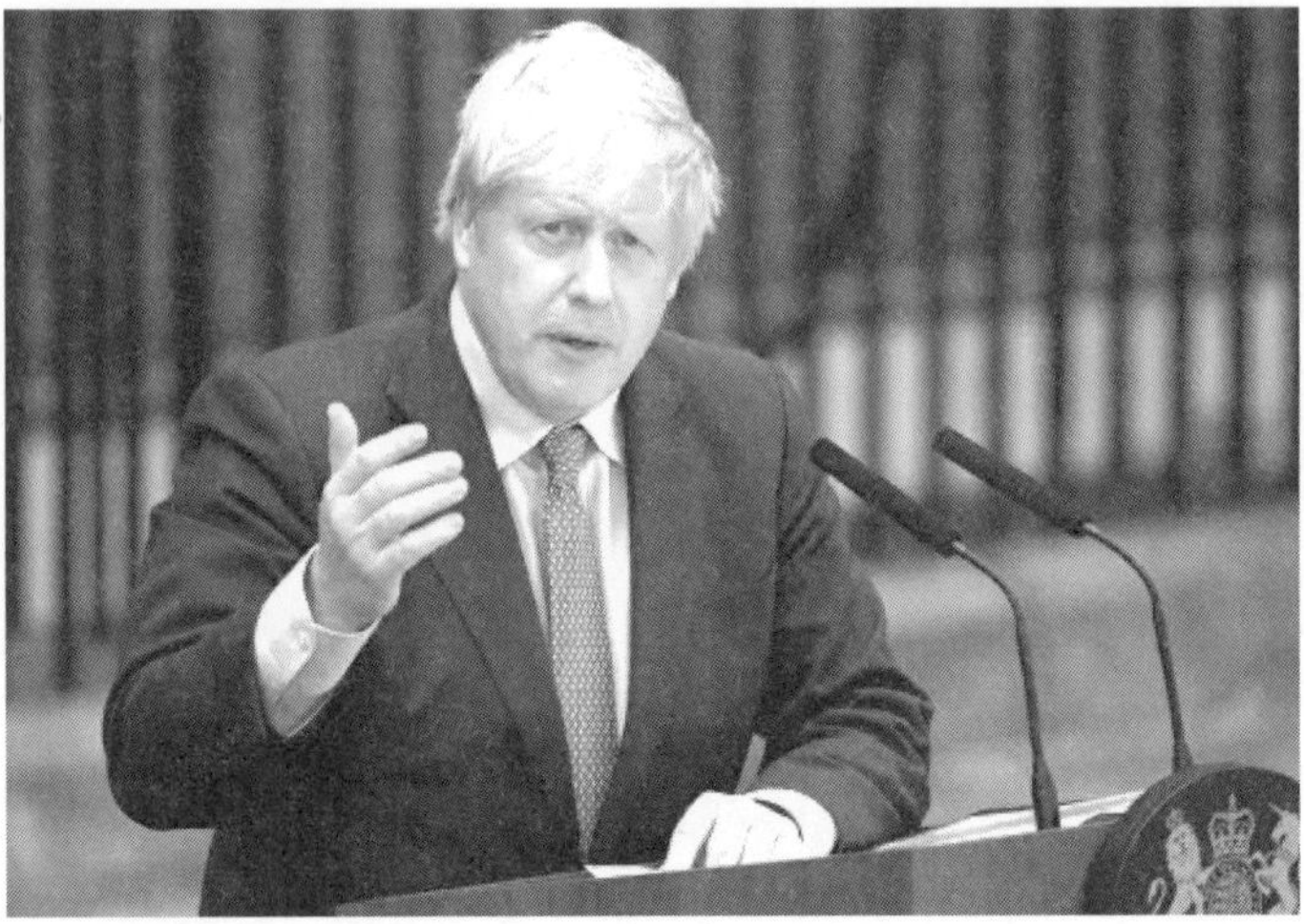

EU離脱を推進したボリス・ジョンソン英国首相も入院

明が多くのアメリカ国民を安堵させる効果を発揮したのだった。

主権国家の政府は法的にも経済的にも国民を守る。ときには物理的な軍事力を使ってでも国民を守る。そんな自明の原理が今回はみえない敵のコロナウイルスとの戦いでも真実となったということである。

ワシントンの国際問題評論家ヒューゴ・ガードン氏はその点について以下の骨子を述べていた。

《今回のウイルス感染ではとくにヨーロッパでの各主権国家の主権の発揮が目立った。国家の連合体であるはずのEU（欧州連合）自体はなにもせず、イタリア、フランス、ドイツなどという個別の各主権国家が個別に対応して、自国民の救済にあたったのだ。

その間、ＥＵは独自にはなんの行動もとらなかったため、各国の国民の側も自国政府への帰属意識を改めて驚くほど強くした》

この主権国家の主権の発揮は、前述のグローバル化の後退と表裏一体となっているわけである。

だからこんごの世界の潮流としても各国が難題や脅威に直面しても、その解決には国際協力や国際連帯よりもまず個別の主権国家による独自の努力が期待される、という傾向が強くなるということだろう。

新型コロナウイルスの被害にあい、国難とも呼べる危機を迎えたわが日本も主権国家としての独自の対応がまず必須ということになる。

こうみてくると、日本にとってはこの国難によって中国への対処の修正、そしてグローバル化の後退、国家主権の改めての重要性発揮、というきわめて重大な変化の潮流に身をさらすことを余儀なくされるわけである。

日本は新しい世界、新しい国際秩序のなかでの新しい試練に直面する、ということでもあろう。

●著者略歴
古森義久（こもり・よしひさ）
産経新聞ワシントン駐在客員特派員。麗澤大学特別教授。東京生まれ。1963（昭和38）年、慶応義塾大学経済学部卒。米国ワシントン大学留学。毎日新聞社会部記者サイゴン、ワシントン特派員、政治部編集委員を歴任。87年に産経新聞に移り、ロンドン、ワシントン支局長、初代中国総局長、ワシントン駐在編集特別委員兼論説委員を歴任。81〜82年、米国カーネギー国際平和財団上級研究員。ベトナム報道でボーン国際記者賞、「ライシャワー核持ち込み発言」報道で日本新聞協会賞、東西冷戦終結報道で日本記者クラブ賞、『ベトナム報道1300日』（講談社）で講談社ノンフィクション賞などを受賞。
著書に、『韓国の奈落』『米朝首脳会談と中国、そして日本はどうなるのか』『朝日新聞は日本の「宝」である』（ビジネス社）、『米中激突と日本の針路』『ODA幻想 対中国政策の大失態』『憲法が日本を亡ぼす』『米中対決の真実』（海竜社）、『米中新冷戦 偽ニュースとプロパガンダ全内幕』『日中再考』（産経新聞）などがある。

新型コロナウイルスが世界を滅ぼす

2020年5月18日　第1刷発行
2020年6月1日　第2刷発行

著　者　古森　義久
発行者　唐津　隆
発行所　株式会社ビジネス社
〒162-0805 東京都新宿区矢来町114番地
神楽坂高橋ビル5階
電話 03(5227)1602　FAX 03(5227)1603
http://www.business-sha.co.jp

カバー印刷・本文印刷・製本／半七写真印刷工業株式会社
〈カバーデザイン〉大谷昌稔　〈本文DTP〉茂呂田剛（エムアンドケイ）
〈編集担当〉本田朋子　〈営業担当〉山口健志

ISBN978-4-8284-2186-5